De Groene Keuken 2023

Een Kookboek vol Voedzame, Smaakvolle en Kleurrijke Gerechten

Tom Maas

Inhoudsopgave

Invoering 9

Klassieke linzensoep met snijbiet 14

Pittige Winter Farro Soep 16

Regenboog Kikkererwten Salade 18

Linzensalade in mediterrane stijl 20

Salade van geroosterde asperges en avocado 22

RIJST & GRANEN 24

Klassieke Knoflookrijst 25

Bruine Rijst Met Groenten En Tofu 27

Basis Amarant Pap 29

. Boerenbrood Met Spinazie 31

Rijstebrij Met Krenten 33

Gierstpap Met Sultana's 35

Quinoa Pap Met Gedroogde Vijgen 38

Broodpudding Met Rozijnen 40

Bulgur Tarwe Salade 42

Roggepap Met Bosbessen Topping 44

Kokos Sorghum Pap 46

Papa's Aromatische Rijst	48
Dagelijkse Hartige Grits	50
Gerstsalade in Griekse stijl	52
Makkelijke Zoete Maïsmeelpap	54
Mama's Gierst Muffins	56
Gember Bruine Rijst	58
Zoete Havermout "Grits"	60
Freekeh Kom Met Gedroogde Vijgen	62
Maïsmeelpap Met Ahornsiroop	65
Rijst in mediterrane stijl	67
Bulgur-pannenkoeken met een twist	69
Chocolade Rogge Pap	71
Authentieke Afrikaanse Mielie-Meal	73
Teff Pap Met Gedroogde Vijgen	75
Decadente Broodpudding Met Abrikozen	78
Chipotle Koriander Rijst	80
Havermoutpap Met Amandelen	82
Aromatische gierstkom	84
Harissa Bulgur-schaal	86
Kokos Quinoa Pudding	89
Cremini paddenstoelenrisotto	91
Kleurrijke Risotto Met Groenten	93

Amarant Grits Met Walnoten	95
Gerst Pilaf Met Wilde Champignons	97
Zoete Maïsbroodmuffins	99
Aromatische Rijstebrij Met Gedroogde Vijgen	102
Potage of Quinoa	104
Sorghumkom Met Amandelen	106
Bulgur Muffins Met Rozijnen	108
Ouderwetse Pilaf	110
Freekeh Salade Met Za'atar	112
Plantaardige Amarant Soep	114
Polenta Met Champignons En Kikkererwten	117
Teff Salade Met Avocado En Bonen	119
Overnight Havermout Met Walnoten	121
PEULETEN	124
Traditionele Indiase Rajma Dal	125
Salade van rode kidneybonen	127
Anasazi Bonen En Groentestoofpot	129
Gemakkelijke en hartige Shakshuka	131
Ouderwetse chili	133
Makkelijke rode linzensalade	136
Mediterrane Kikkererwtensalade	138
Traditionele Toscaanse Bonenstoofpot (Ribollita)	141

Beluga Linzen en Groente Mélange	143
Mexicaanse Kikkererwten Taco Kommen	145
Indische Dal Makhani	147
Bonenkom in Mexicaanse stijl	149
Klassieke Italiaanse minestrone	151
Groene Linzenstoofpot Met Boerenkool	153
Kikkererwten Tuin Groentemix	155
Hete Bonen Dipsaus	157
Sojabonensalade in Chinese stijl	159
Ouderwetse linzen- en groentestoofpot	162
Indische Chana Masala	164
Paté van rode kidneybonen	166
Bruine Linzenkom	168
Hete en Pittige Anasazi Bonensoep	170
Black-Eyed Pea Salade (Ñebbe)	172
Mama's beroemde chili	174
Geroomde Kikkererwtensalade Met Pijnboompitten	176
Zwarte Bonen Buda Bowl	178
Kikkererwtenstoofpot uit het Midden-Oosten	180
Linzen En Tomaten Dip	182
Geroomde Groene Erwten Salade	184
Za'atar Hummus uit het Midden-Oosten	187

Linzensalade Met Pijnboompitten	189
Hete Anasazi Bonensalade	191
Traditionele Mnazaleh-stoofpot	193
Peperachtige Rode Linzen Spread	195
Wok-gebakken gekruide peultjes	197
Snelle alledaagse chili	199
Geroomde Black-Eyed Pea Salade	201
Kikkererwten Gevulde Avocado's	203
Zwartebonensoep	205
Beluga Linzensalade Met Kruiden	209
Italiaanse Bonensalade	212
Witte Bonen Gevulde Tomaten	214
Winter erwtensoep met zwarte ogen	216
Rode Kidney Bean Pasteitjes	218

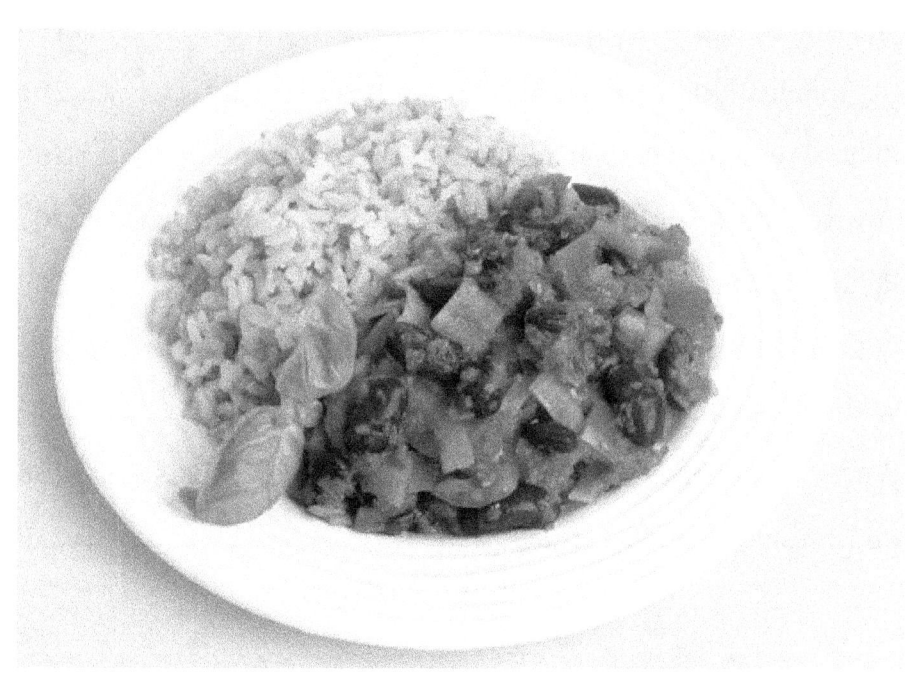

Invoering

Pas sinds kort beginnen steeds meer mensen de plantaardige levensstijl te omarmen. Over wat precies tientallen miljoenen mensen tot deze levensstijl heeft aangetrokken, is discutabel. Er is echter steeds meer bewijs dat aantoont dat het volgen van een voornamelijk plantaardige levensstijl leidt tot een betere gewichtsbeheersing en algemene gezondheid, vrij van veel chronische ziekten. Wat zijn de gezondheidsvoordelen van een plantaardig dieet? Het blijkt dat plantaardig eten een van de gezondste diëten ter wereld is. Gezonde veganistische diëten bevatten veel verse producten, volle granen, peulvruchten en gezonde vetten zoals zaden en noten. Ze zitten boordevol antioxidanten, mineralen, vitamines en voedingsvezels. Huidig wetenschappelijk onderzoek wees uit dat een hogere consumptie van plantaardig voedsel geassocieerd is met een lager risico op sterfte door aandoeningen zoals hart- en vaatziekten, diabetes type 2, hypertensie en obesitas. Veganistische eetplannen zijn vaak sterk afhankelijk van gezonde basisproducten, waarbij dierlijke producten worden vermeden die vol zitten met antibiotica, additieven en hormonen. Bovendien kan het consumeren van een groter aandeel essentiële aminozuren met dierlijke eiwitten schadelijk zijn voor de menselijke gezondheid. Aangezien dierlijke producten veel meer vet bevatten dan plantaardig voedsel, is het geen verrassing dat studies hebben aangetoond dat vleeseters negen keer zoveel zwaarlijvigheid hebben als veganisten. Dit leidt ons naar het volgende punt, een van de grootste voordelen van het veganistische dieet: gewichtsverlies. Hoewel veel mensen om ethische redenen ervoor kiezen om veganistisch te leven, het dieet zelf kan u helpen uw doelstellingen voor gewichtsverlies te bereiken. Als je moeite hebt om kilo's kwijt te raken, kun je overwegen om een plantaardig dieet te proberen. Hoe precies? Als veganist verminder je het aantal calorierijke voedingsmiddelen zoals volle zuivelproducten, vette vis, varkensvlees en andere cholesterolbevattende voedingsmiddelen zoals eieren. Probeer dergelijke voedingsmiddelen te vervangen door vezelrijke en eiwitrijke alternatieven die u langer vol zullen houden. De sleutel is gericht op voedzaam, schoon en natuurlijk voedsel en het vermijden van lege calorieën zoals suiker, verzadigde vetten en sterk bewerkte voedingsmiddelen. Hier zijn een paar trucjes die me helpen om jarenlang op gewicht te blijven met het veganistische dieet. Ik eet groenten als hoofdgerecht; Ik consumeer goede vetten met mate – een goed vet zoals olijfolie maakt je niet dik; Ik sport regelmatig en kook thuis. Genieten! Als je moeite hebt om kilo's kwijt te raken, kun je overwegen om een plantaardig dieet te proberen. Hoe precies? Als veganist verminder je het aantal calorierijke voedingsmiddelen zoals volle zuivelproducten, vette vis, varkensvlees en andere cholesterolbevattende voedingsmiddelen zoals eieren. Probeer dergelijke voedingsmiddelen te vervangen door vezelrijke en eiwitrijke alternatieven die u langer vol zullen houden. De sleutel is gericht op voedzaam, schoon en natuurlijk voedsel en het vermijden van lege calorieën zoals suiker, verzadigde vetten en sterk bewerkte voedingsmiddelen. Hier zijn een paar trucjes die me helpen om jarenlang op gewicht te blijven met het veganistische dieet. Ik eet groenten als hoofdgerecht; Ik consumeer goede vetten met mate – een goed vet zoals olijfolie maakt je niet dik; Ik sport regelmatig en kook thuis. Genieten! Als je moeite hebt om kilo's kwijt te raken, kun je overwegen om een plantaardig dieet te proberen. Hoe precies? Als veganist verminder je het aantal calorierijke voedingsmiddelen zoals volle zuivelproducten, vette vis, varkensvlees en andere cholesterolbevattende voedingsmiddelen zoals eieren. Probeer dergelijke voedingsmiddelen te vervangen door vezelrijke en eiwitrijke alternatieven die u langer vol zullen houden. De sleutel is gericht op voedzaam, schoon en natuurlijk voedsel en het vermijden van lege calorieën zoals suiker, verzadigde vetten en sterk bewerkte voedingsmiddelen. Hier zijn een paar trucjes die me helpen om jarenlang op gewicht te blijven met het veganistische dieet. Ik eet groenten als hoofdgerecht; Ik consumeer goede vetten met mate – een goed vet zoals olijfolie maakt je niet dik; Ik sport regelmatig en kook thuis. Genieten! Hoe precies? Als veganist verminder je het aantal calorierijke voedingsmiddelen zoals volle zuivelproducten, vette vis, varkensvlees en andere cholesterolbevattende voedingsmiddelen zoals eieren. Probeer dergelijke voedingsmiddelen te vervangen door vezelrijke en eiwitrijke alternatieven die u langer vol zullen houden. De sleutel is gericht op voedzaam, schoon en natuurlijk voedsel en het vermijden van lege calorieën zoals suiker, verzadigde vetten en sterk bewerkte voedingsmiddelen. Hier zijn een paar trucjes die me helpen om jarenlang op gewicht te blijven met het veganistische dieet. Ik eet groenten als hoofdgerecht; Ik consumeer goede vetten met mate – een goed vet zoals olijfolie maakt je niet dik; Ik sport regelmatig en kook thuis. Genieten! Hoe precies? Als veganist verminder je het aantal calorierijke voedingsmiddelen zoals volle zuivelproducten, vette vis, varkensvlees en andere cholesterolbevattende voedingsmiddelen zoals eieren. Probeer dergelijke voedingsmiddelen te vervangen door vezelrijke en eiwitrijke alternatieven die u langer vol zullen houden. De sleutel is gericht op voedzaam, schoon en natuurlijk voedsel en het vermijden van lege calorieën zoals suiker, verzadigde vetten en sterk bewerkte voedingsmiddelen. Hier zijn een paar trucjes die me helpen om jarenlang op gewicht te blijven met het veganistische dieet. Ik eet groenten als hoofdgerecht; Ik consumeer goede vetten met mate – een goed vet zoals olijfolie maakt je niet dik; Ik sport regelmatig en kook thuis. Genieten! Probeer dergelijke voedingsmiddelen te vervangen door vezelrijke en eiwitrijke alternatieven die u langer vol zullen houden. De sleutel is gericht op voedzaam, schoon en natuurlijk voedsel en het vermijden van lege calorieën zoals suiker, verzadigde vetten en sterk bewerkte voedingsmiddelen. Hier zijn een paar trucjes die me helpen om jarenlang op gewicht te blijven met het veganistische dieet. Ik eet groenten als hoofdgerecht; Ik consumeer goede vetten met mate – een goed vet zoals olijfolie maakt je niet dik; Ik sport regelmatig en kook thuis. Genieten! Probeer dergelijke voedingsmiddelen te vervangen door vezelrijke en eiwitrijke alternatieven die u langer vol zullen houden. De sleutel is gericht op voedzaam, schoon en natuurlijk voedsel en het vermijden van lege calorieën zoals suiker, verzadigde vetten en sterk bewerkte voedingsmiddelen. Hier zijn een paar trucjes die me helpen om jarenlang op gewicht te blijven met het veganistische dieet. Ik eet groenten als hoofdgerecht; Ik consumeer goede vetten met mate – een goed vet zoals olijfolie maakt je niet dik; Ik sport regelmatig en kook thuis. Genieten! Ik consumeer goede vetten met mate – een goed vet zoals olijfolie maakt je niet dik; Ik sport regelmatig en kook thuis. Genieten! Ik consumeer goede vetten met mate – een goed vet zoals olijfolie maakt je niet dik; Ik sport regelmatig en kook thuis. Genieten!

SOEPEN & SALADES

Klassieke linzensoep met snijbiet

(Klaar in ongeveer 25 minuten | Porties 5)

Per portie: Calorieën: 148; Vet: 7,2 g; Koolhydraten: 14,6 g; Eiwit: 7,7 g

Ingrediënten

2 eetlepels olijfolie

1 witte ui, gesnipperd

1 theelepel knoflook, gehakt

2 grote wortelen, in stukjes gesneden

1 pastinaak, gehakt

2 stengels bleekselderij, fijngesneden

2 laurierblaadjes

1/2 theelepel gedroogde tijm

1/4 theelepel gemalen komijn

5 kopjes geroosterde groentebouillon

1 ¼ kopjes bruine linzen, een nacht geweekt en gespoeld

2 kopjes snijbiet, in stukjes gescheurd

Routebeschrijving

Verhit de olijfolie in een pan met dikke bodem op matig vuur. Bak nu de groenten samen met de kruiden ongeveer 3 minuten tot ze zacht zijn.

Voeg de groentebouillon en linzen toe en breng aan de kook. Draai het vuur meteen laag en voeg de laurierblaadjes toe. Laat het ongeveer 15 minuten koken of tot de linzen gaar zijn.

Voeg de snijbiet toe, dek af en laat nog 5 minuten sudderen of tot de snijbiet geslonken is.

Serveer in individuele kommen en geniet ervan!

Pittige Winter Farro Soep

(Klaar in ongeveer 30 minuten | Porties 4)

Per portie: Calorieën: 298; Vet: 8,9 g; Koolhydraten: 44,6 g; Eiwit: 11,7 g

Ingrediënten

2 eetlepels olijfolie

1 middelgrote prei, gehakt

1 middelgrote raap, in plakjes

2 Italiaanse paprika's, zaad verwijderd en in stukjes gesneden

1 jalapenopeper, fijngehakt

2 aardappelen, geschild en in blokjes

4 kopjes groentebouillon

1 kopje farro, afgespoeld

1/2 theelepel gegranuleerde knoflook

1/2 theelepel kurkumapoeder

1 laurier

2 kopjes spinazie, in stukjes draaien

Routebeschrijving

Verhit de olijfolie in een pan met dikke bodem op matig vuur. Bak nu de prei, raap, paprika en aardappelen ongeveer 5 minuten tot ze krokant zijn.

Voeg de groentebouillon, farro, gegranuleerde knoflook, kurkuma en laurier toe; breng het aan de kook.

Zet het vuur onmiddellijk op laag vuur. Laat het ongeveer 25 minuten koken of tot farro en aardappelen zacht zijn geworden.

Voeg de spinazie toe en haal de pan van het vuur; laat de spinazie in de restwarmte zitten tot hij geslonken is. Eet smakelijk!

Regenboog Kikkererwten Salade

(Klaar in ongeveer 30 minuten | Porties 4)

Per portie: Calorieën: 378; Vet: 24g; Koolhydraten: 34,2 g; Eiwit: 10,1 g

Ingrediënten

16 ons ingeblikte kikkererwten, uitgelekt

1 middelgrote avocado, in plakjes

1 paprika, ontpit en in plakjes

1 grote tomaat, in plakjes

2 komkommer, in blokjes

1 rode ui, in plakjes

1/2 theelepel knoflook, gehakt

1/4 kopje verse peterselie, gehakt

1/4 kopje olijfolie

2 eetlepels appelazijn

1/2 limoen, vers geperst

Zeezout en gemalen zwarte peper, naar smaak

Routebeschrijving

Gooi alle ingrediënten in een slakom.

Zet de salade ongeveer 1 uur in de koelkast voordat je hem serveert.

Eet smakelijk!

Linzensalade in mediterrane stijl

(Klaar in ongeveer 20 minuten + koeltijd | Porties 5)

Per portie: Calorieën: 348; Vet: 15g; Koolhydraten: 41,6 g; Eiwit: 15,8 g

Ingrediënten

1 ½ kopje rode linzen, afgespoeld

1 theelepel delicatessenmosterd

1/2 citroen, vers geperst

2 eetlepels tamarisaus

2 stengels bosui, fijngehakt

1/4 kopje extra vierge olijfolie

2 teentjes knoflook, gehakt

1 kop kropsla, in stukjes gescheurd

2 eetlepels verse peterselie, gehakt

2 eetlepels verse koriander, gehakt

1 theelepel verse basilicum

1 theelepel verse oregano

1 ½ kopje kerstomaatjes, gehalveerd

3 ons Kalamata-olijven, ontpit en gehalveerd

Routebeschrijving

Breng in een grote pan 4 ½ kopjes water en de rode linzen aan de kook.

Zet het vuur onmiddellijk op laag vuur en kook de linzen nog ongeveer 15 minuten of tot ze zacht zijn. Giet af en laat het volledig afkoelen.

Doe de linzen in een slakom; gooi de linzen met de resterende ingrediënten tot ze goed gecombineerd zijn.

Serveer gekoeld of op kamertemperatuur. Eet smakelijk!

Salade van geroosterde asperges en avocado

(Klaar in ongeveer 20 minuten + koeltijd | Porties 4)

Per portie: Calorieën: 378; Vet: 33,2 g; Koolhydraten: 18,6 g; Eiwit: 7,8 g

Ingrediënten

1 pond asperges, bijgesneden, in hapklare stukjes gesneden

1 witte ui, gesnipperd

2 teentjes knoflook, gehakt

1 Roma-tomaat, in plakjes

1/4 kopje olijfolie

1/4 kopje balsamicoazijn

1 eetlepel steengemalen mosterd

2 eetlepels verse peterselie, gehakt

1 eetlepel verse koriander, gehakt

1 eetlepel verse basilicum, gehakt

Zeezout en gemalen zwarte peper, naar smaak

1 kleine avocado, ontpit en in blokjes gesneden

1/2 kopje pijnboompitten, grof gehakt

Routebeschrijving

Begin met het voorverwarmen van je oven tot 420 graden F.

Meng de asperges met 1 eetlepel olijfolie en leg ze op een met bakpapier beklede braadpan.

Bak ongeveer 15 minuten, draai de pan een of twee keer om een gelijkmatige bereiding te bevorderen. Laat het volledig afkoelen en doe het in je slakom.

Meng de asperges met de groenten, olijfolie, azijn, mosterd en kruiden. Zout en peper naar smaak.

Hussel om te combineren en garneer met avocado en pijnboompitten. Eet smakelijk!

RIJST & GRANEN

Klassieke Knoflookrijst

(Klaar in ongeveer 20 minuten | Porties 4)

Per portie: Calorieën: 422; Vet: 15,1 g; Koolhydraten: 61,1 g; Eiwit: 9,3 g

Ingrediënten

- 4 eetlepels olijfolie
- 4 teentjes knoflook, gehakt
- 1 ½ kopje witte rijst
- 2 ½ kopje groentebouillon

Routebeschrijving

Verhit de olijfolie in een pan op een matig hoog vuur. Voeg de knoflook toe en bak ongeveer 1 minuut of tot het aromatisch is.

Voeg de rijst en bouillon toe. Aan de kook brengen; draai het vuur meteen zachter.

Kook ongeveer 15 minuten of tot alle vloeistof is opgenomen. Maak de rijst los met een vork, breng op smaak met peper en zout en serveer heet!

Bruine Rijst Met Groenten En Tofu

(Klaar in ongeveer 45 minuten | Porties 4)

Per portie: Calorieën: 410; Vet: 13,2 g; Koolhydraten: 60 g; Eiwit: 14,3 g

Ingrediënten

4 theelepels sesamzaadjes

2 stengels lente-knoflook, fijngehakt

1 kop lente-uitjes, gehakt

1 wortel, bijgesneden en in plakjes

1 selderijrib, in plakjes

1/4 kopje droge witte wijn

10 ons tofu, in blokjes

1 ½ kopje langkorrelige bruine rijst, grondig gespoeld

2 eetlepels sojasaus

2 eetlepels tahini

1 eetlepel citroensap

Routebeschrijving

Verhit in een wok of grote pan 2 theelepels sesamolie op middelhoog vuur. Kook nu de knoflook, ui, wortel en selderij ongeveer 3 minuten, en roer af en toe om een gelijkmatige bereiding te garanderen.

Voeg de wijn toe om de pan te blussen en duw de groenten naar een kant van de wok. Voeg de resterende sesamolie toe en bak de tofu 8 minuten, af en toe roerend.

Breng 2½ kopje water aan de kook op middelhoog vuur. Breng aan de kook en kook de rijst ongeveer 30 minuten of tot hij gaar is; maak de rijst luchtig en roer deze door de sojasaus en tahini.

Roer de groenten en tofu door de hete rijst; voeg een paar scheutjes vers citroensap toe en serveer warm. Eet smakelijk!

Basis Amarant Pap

(Klaar in ongeveer 35 minuten | Porties 4)

Per portie: Calorieën: 261; Vet: 4,4 g; Koolhydraten: 49g; Eiwit: 7,3 g

Ingrediënten

3 kopjes water

1 kopje amarant

1/2 kopje kokosmelk

4 eetlepels agavesiroop

Een snufje koosjer zout

Een snufje geraspte nootmuskaat

Routebeschrijving

Breng het water aan de kook op middelhoog vuur; voeg de amarant toe en zet het vuur laag.

Laat het ongeveer 30 minuten koken en roer af en toe om te voorkomen dat de amarant aan de bodem van de pan blijft plakken.

Roer de resterende ingrediënten erdoor en kook nog 1 tot 2 minuten tot ze gaar zijn. Eet smakelijk!

. Boerenbrood Met Spinazie

(Klaar in ongeveer 50 minuten | Porties 8)

Per portie: Calorieën: 282; Vet: 15,4 g; Koolhydraten: 30 g; Eiwit: 4,6 g

Ingrediënten

1 eetlepel lijnzaadmeel

1 kopje bloem voor alle doeleinden

1 kopje gele maïsmeel

1/2 theelepel zuiveringszout

1/2 theelepel bakpoeder

1 theelepel koosjer zout

1 theelepel bruine suiker

Een snufje geraspte nootmuskaat

1 ¼ kopjes havermelk, ongezoet

1 theelepel witte azijn

1/2 kopje olijfolie

2 kopjes spinazie, in stukjes gescheurd

Routebeschrijving

Begin met het voorverwarmen van je oven tot 420 graden F. Sproei nu een bakvorm in met een anti-aanbakspray.

Om de lijnzaadeieren te maken, meng je lijnzaadmeel met 3 eetlepels water. Roer en laat het ongeveer 15 minuten staan.

Meng in een mengkom de bloem, maïsmeel, bakpoeder, bakpoeder, zout, suiker en geraspte nootmuskaat goed door elkaar.

Voeg geleidelijk het lijnzaadei, de havermelk, azijn en olijfolie toe en klop constant om klontjes te voorkomen. Spatel daarna de spinazie erdoor.

Schraap het beslag in de voorbereide bakvorm. Bak je maisbrood ongeveer 25 minuten of tot een in het midden gestoken tester er droog en schoon uitkomt.

Laat het ongeveer 10 minuten staan voordat je het aansnijdt en serveert. Eet smakelijk!

Rijstebrij Met Krenten

(Klaar in ongeveer 45 minuten | Porties 4)

Per portie: Calorieën: 423; Vet: 5,3 g; Koolhydraten: 85g; Eiwit: 8,8 g

Ingrediënten

1 ½ kopje water

1 kopje witte rijst

2 ½ kopjes havermelk, verdeeld

1/2 kopje witte suiker

Een snufje zout

Een snufje geraspte nootmuskaat

1 theelepel gemalen kaneel

1/2 theelepel vanille-extract

1/2 kop gedroogde aalbessen

Routebeschrijving

Breng het water in een pan op middelhoog vuur aan de kook. Zet het vuur onmiddellijk laag, voeg de rijst toe en laat ongeveer 20 minuten koken.

Voeg de melk, suiker en kruiden toe en laat nog 20 minuten koken, onder voortdurend roeren om te voorkomen dat de rijst aan de pan blijft plakken.

Werk af met gedroogde bessen en serveer op kamertemperatuur. Eet smakelijk!

Gierstpap Met Sultana's

(Klaar in ongeveer 25 minuten | Porties 3)

Per portie: Calorieën: 353; Vet: 5,5 g; Koolhydraten: 65,2 g; Eiwit: 9,8 g

Ingrediënten

1 kopje water

1 kop kokosmelk

1 kopje gierst, gespoeld

1/4 theelepel geraspte nootmuskaat

1/4 theelepel gemalen kaneel

1 theelepel vanillepasta

1/4 theelepel koosjer zout

2 eetlepels agavesiroop

4 eetlepels sultanarozijnen

Routebeschrijving

Doe het water, de melk, de gierst, de nootmuskaat, de kaneel, de vanille en het zout in een pan; aan de kook brengen.

Zet het vuur laag en laat het ongeveer 20 minuten koken; maak de gierst los met een vork en schep in afzonderlijke kommen.

Serveer met agavesiroop en rozijnen. Eet smakelijk!

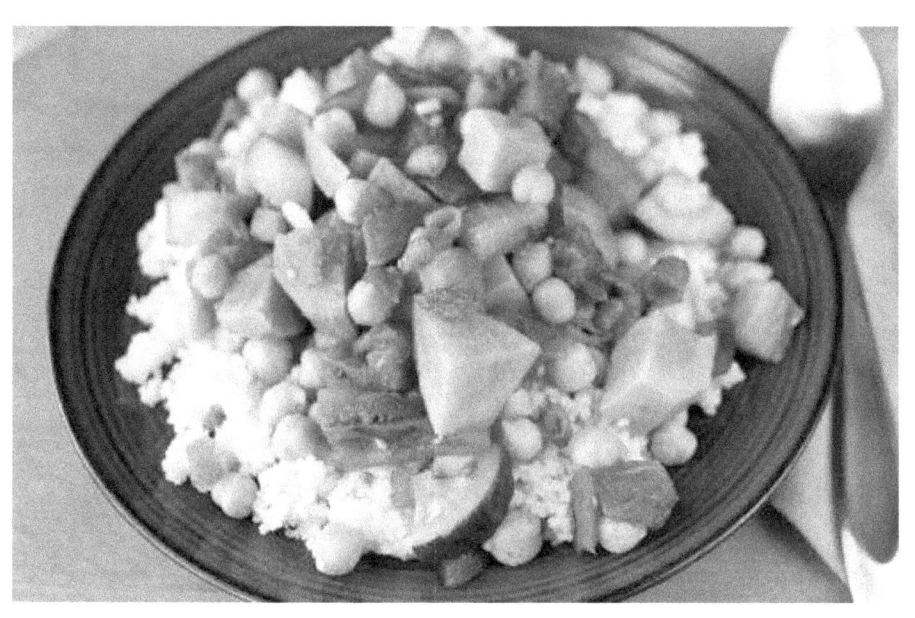

Quinoa Pap Met Gedroogde Vijgen

(Klaar in ongeveer 25 minuten | Porties 3)

Per portie: Calorieën: 414; Vet: 9g; Koolhydraten: 71,2 g; Eiwit: 13,8 g

Ingrediënten

1 kopje witte quinoa, afgespoeld

2 kopjes amandelmelk

4 eetlepels bruine suiker

Een snufje zout

1/4 theelepel geraspte nootmuskaat

1/2 theelepel gemalen kaneel

1/2 theelepel vanille-extract

1/2 kop gedroogde vijgen, gehakt

Routebeschrijving

Doe de quinoa, amandelmelk, suiker, zout, nootmuskaat, kaneel en vanille-extract in een steelpan.

Breng het aan de kook op middelhoog vuur. Zet het vuur laag en laat het ongeveer 20 minuten koken; pluizen met een vork.

Verdeel over drie kommen en garneer met gedroogde vijgen. Eet smakelijk!

Broodpudding Met Rozijnen

(Klaar in ongeveer 1 uur | Porties 4)

Per portie: Calorieën: 474; Vet: 12,2 g; Koolhydraten: 72 g; Eiwit: 14,4 g

Ingrediënten

4 kopjes eendagsbrood, in blokjes

1 kopje bruine suiker

4 kopjes kokosmelk

1/2 theelepel vanille-extract

1 theelepel gemalen kaneel

2 eetlepels rum

1/2 kopje rozijnen

Routebeschrijving

Begin met het voorverwarmen van je oven tot 360 graden F. Vet een braadpan licht in met een anti-aanbakspray.

Leg het in blokjes gesneden brood in de voorbereide braadpan.

Meng in een mengkom de suiker, melk, vanille, kaneel, rum en rozijnen grondig. Giet de custard gelijkmatig over de broodblokjes.

Laat het ongeveer 15 minuten weken.

Bak in de voorverwarmde oven gedurende ongeveer 45 minuten of tot de bovenkant goudbruin en gestold is. Eet smakelijk!

Bulgur Tarwe Salade

(Klaar in ongeveer 25 minuten | Porties 4)

Per portie: Calorieën: 359; Vet: 15,5 g; Koolhydraten: 48,1 g; Eiwit: 10,1 g

Ingrediënten

1 kop bulgurtarwe

1 ½ kopje groentebouillon

1 theelepel zeezout

1 theelepel verse gember, fijngehakt

4 eetlepels olijfolie

1 ui, gesnipperd

8 ons kekerbonen uit blik, uitgelekt

2 grote geroosterde paprika's, in plakjes

2 eetlepels verse peterselie, grof gehakt

Routebeschrijving

Breng in een diepe pan de bulgurtarwe en groentebouillon aan de kook; laat het 12 tot 13 minuten koken, afgedekt.

Laat het ongeveer 10 minuten staan en maak los met een vork.

Voeg de resterende ingrediënten toe aan de gekookte bulgurtarwe; serveer op kamertemperatuur of goed gekoeld. Eet smakelijk!

Roggepap Met Bosbessen Topping

(Klaar in ongeveer 15 minuten | Porties 3)

Per portie: Calorieën: 359; Vet: 11 g; Koolhydraten: 56,1 g; Eiwit: 12,1 g

Ingrediënten

1 kopje roggevlokken

1 kopje water

1 kop kokosmelk

1 kopje verse bosbessen

1 eetlepel kokosolie

6 dadels, ontpit

Routebeschrijving

Voeg de roggevlokken, het water en de kokosmelk toe aan een diepe pan; breng aan de kook op middelhoog vuur. Zet het vuur laag en laat het 5 tot 6 minuten koken.

Pureer de bosbessen met de kokosolie en dadels in een blender of keukenmachine.

Schep in drie kommen en garneer met de topping van bosbessen.

Eet smakelijk!

Kokos Sorghum Pap

(Klaar in ongeveer 15 minuten | Porties 2)

Per portie: Calorieën: 289; Vet: 5,1 g; Koolhydraten: 57,8 g; Eiwit: 7,3 g

Ingrediënten

1/2 kopje sorghum

1 kopje water

1/2 kopje kokosmelk

1/4 theelepel geraspte nootmuskaat

1/4 theelepel gemalen kruidnagel

1/2 theelepel gemalen kaneel

Kosjer zout, naar smaak

2 eetlepels agavesiroop

2 eetlepels kokosvlokken

Routebeschrijving

Doe de sorghum, water, melk, nootmuskaat, kruidnagel, kaneel en koosjer zout in een pan; ongeveer 15 minuten zachtjes laten sudderen.

Schep de pap in serveerschalen. Werk af met agavesiroop en kokosvlokken. Eet smakelijk!

Papa's Aromatische Rijst

(Klaar in ongeveer 20 minuten | Porties 4)

Per portie: Calorieën: 384; Vet: 11,4 g; Koolhydraten: 60,4 g; Eiwit: 8,3 g

Ingrediënten

3 eetlepels olijfolie

1 theelepel knoflook, gehakt

1 theelepel gedroogde oregano

1 theelepel gedroogde rozemarijn

1 laurierblad

1 ½ kopje witte rijst

2 ½ kopje groentebouillon

Zeezout en cayennepeper, naar smaak

Routebeschrijving

Verhit de olijfolie in een pan op een matig hoog vuur. Voeg de knoflook, oregano, rozemarijn en laurier toe; bak ongeveer 1 minuut of tot aromatisch.

Voeg de rijst en bouillon toe. Aan de kook brengen; draai het vuur meteen zachter.

Kook ongeveer 15 minuten of tot alle vloeistof is opgenomen. Maak de rijst los met een vork, breng op smaak met peper en zout en serveer direct.

Eet smakelijk!

Dagelijkse Hartige Grits

(Klaar in ongeveer 35 minuten | Porties 4)

Per portie: Calorieën: 238; Vet: 6,5 g; Koolhydraten: 38,7 g; Eiwit: 3,7 g

Ingrediënten

2 eetlepels veganistische boter

1 zoete ui, gesnipperd

1 theelepel knoflook, gehakt

4 kopjes water

1 kopje steengemalen grutten

Zeezout en cayennepeper, naar smaak

Routebeschrijving

Smelt de vegan boter in een steelpan op middelhoog vuur. Als de ui heet is, kook je de ui ongeveer 3 minuten of tot hij gaar is.

Voeg de knoflook toe en bak nog 30 seconden of tot het aromatisch is; reserveren.

Breng het water op een matig hoog vuur aan de kook. Roer de grutten, zout en peper erdoor. Zet het vuur laag, dek af en laat verder koken, ongeveer 30 minuten of tot het gaar is.

Roer het gebakken mengsel erdoor en serveer warm. Eet smakelijk!

Gerstsalade in Griekse stijl

(Klaar in ongeveer 35 minuten | Porties 4)

Per portie: Calorieën: 378; Vet: 15,6 g; Koolhydraten: 50g; Eiwit: 10,7 g

Ingrediënten

1 kopje Alkmaarse gort

2 ¾ kopjes groentebouillon

2 eetlepels appelazijn

4 eetlepels extra vierge olijfolie

2 paprika's, ontpit en in blokjes

1 sjalot, gesnipperd

2 ons zongedroogde tomaten in olie, gehakt

1/2 groene olijven, ontpit en in plakjes

2 eetlepels verse koriander, grof gehakt

Routebeschrijving

Breng de gerst en bouillon op middelhoog vuur aan de kook; zet nu het vuur laag.

Blijf ongeveer 30 minuten sudderen tot alle vloeistof is opgenomen; pluizen met een vork.

Meng de gerst met de azijn, olijfolie, pepers, sjalotten, zongedroogde tomaten en olijven; gooi om goed te combineren.

Garneer met verse koriander en serveer op kamertemperatuur of goed gekoeld. Genieten!

Makkelijke Zoete Maïsmeelpap

(Klaar in ongeveer 15 minuten | Porties 2)

Per portie: Calorieën: 278; Vet: 12,7 g; Koolhydraten: 37,2 g; Eiwit: 3g

Ingrediënten

2 kopjes water

1/2 kopje maïsmeel

1/4 theelepel gemalen piment

1/4 theelepel zout

2 eetlepels bruine suiker

2 eetlepels amandelboter

Routebeschrijving

Breng het water in een pan aan de kook; voeg dan geleidelijk het maïsmeel toe en zet het vuur laag.

Voeg de gemalen piment en zout toe. Laat het 10 minuten koken.

Voeg de bruine suiker en amandelboter toe en roer voorzichtig om te combineren. Eet smakelijk!

Mama's Gierst Muffins

(Klaar in ongeveer 20 minuten | Porties 8)

Per portie: Calorieën: 367; Vet: 15,9 g; Koolhydraten: 53,7 g; Eiwit: 6,5 g

Ingrediënten

2 kop volkoren meel

1/2 kopje gierst

2 theelepels bakpoeder

1/2 theelepel zout

1 kop kokosmelk

1/2 kopje kokosolie, gesmolten

1/2 kopje agavenectar

1/2 theelepel gemalen kaneel

1/4 theelepel gemalen kruidnagel

Een snufje geraspte nootmuskaat

1/2 kopje gedroogde abrikozen, gehakt

Routebeschrijving

Begin met het voorverwarmen van je oven tot 400 graden F. Vet een muffinvorm licht in met een anti-aanbakolie.

Meng alle droge ingrediënten in een mengkom. Meng de natte ingrediënten in een aparte kom. Roer het melkmengsel door het bloemmengsel; meng tot het gelijkmatig vochtig is en mix je beslag niet te lang.

Spatel de abrikozen erdoor en schraap het beslag in de voorbereide muffinvormpjes.

Bak de muffins in de voorverwarmde oven gedurende ongeveer 15 minuten, of totdat een tester in het midden van je muffin er droog en schoon uitkomt.

Laat het 10 minuten op een rooster staan voordat je het uit de vorm haalt en serveert. Genieten!

Gember Bruine Rijst

(Klaar in ongeveer 30 minuten | Porties 4)

Per portie: Calorieën: 318; Vet: 8,8 g; Koolhydraten: 53,4 g; Eiwit: 5,6 g

Ingrediënten

1 ½ kopje bruine rijst, afgespoeld

2 eetlepels olijfolie

1 theelepel knoflook, gehakt

1 (1-inch) stuk gember, geschild en fijngehakt

1/2 theelepel komijnzaad

Zeezout en gemalen zwarte peper, naar smaak

Routebeschrijving

Plaats de bruine rijst in een pan en bedek met koud water met 2 inch. Aan de kook brengen.

Zet het vuur laag en laat ongeveer 30 minuten koken of tot het gaar is.

Verhit de olijfolie in een sauteerpan op middelhoog vuur. Als het heet is, kook je de knoflook, gember en komijnzaadjes tot ze aromatisch zijn.

Roer het knoflook/gembermengsel door de hete rijst; breng op smaak met zout en peper en serveer direct. Eet smakelijk!

Zoete Havermout "Grits"

(Klaar in ongeveer 20 minuten | Porties 4)

Per portie: Calorieën: 380; Vet: 11,1 g; Koolhydraten: 59g; Eiwit: 14,4 g

Ingrediënten

1 ½ kopje staal gesneden haver, een nacht geweekt

1 kopje amandelmelk

2 kopjes water

Een snufje geraspte nootmuskaat

Een snufje gemalen kruidnagel

Een snufje zeezout

4 eetlepels amandelen, geschaafd

6 dadels, ontpit en fijngehakt

6 pruimen, gehakt

Routebeschrijving

Breng in een diepe pan de staal gesneden haver, amandelmelk en water aan de kook.

Voeg de nootmuskaat, kruidnagel en zout toe. Zet het vuur onmiddellijk op laag vuur, dek af en laat ongeveer 15 minuten koken of tot ze zacht zijn geworden.

Schep vervolgens de grits in vier serveerschalen; bestrooi ze met de amandelen, dadels en pruimen.

Eet smakelijk!

Freekeh Kom Met Gedroogde Vijgen

(Klaar in ongeveer 35 minuten | Porties 2)

Per portie: Calorieën: 458; Vet: 6,8 g; Koolhydraten: 90 g; Eiwit: 12,4 g

Ingrediënten

1/2 kop freekeh, 30 minuten geweekt, uitgelekt

1 1/3 kopjes amandelmelk

1/4 theelepel zeezout

1/4 theelepel gemalen kruidnagel

1/4 theelepel gemalen kaneel

4 eetlepels agavesiroop

2 ons gedroogde vijgen, gehakt

Routebeschrijving

Doe de freekeh, melk, zeezout, gemalen kruidnagel en kaneel in een steelpan. Breng aan de kook op middelhoog vuur.

Zet het vuur onmiddellijk 30 tot 35 minuten op laag vuur en roer af en toe om een gelijkmatige bereiding te bevorderen.

Roer de agavesiroop en vijgen erdoor. Schep de pap in afzonderlijke kommen en serveer. Eet smakelijk!

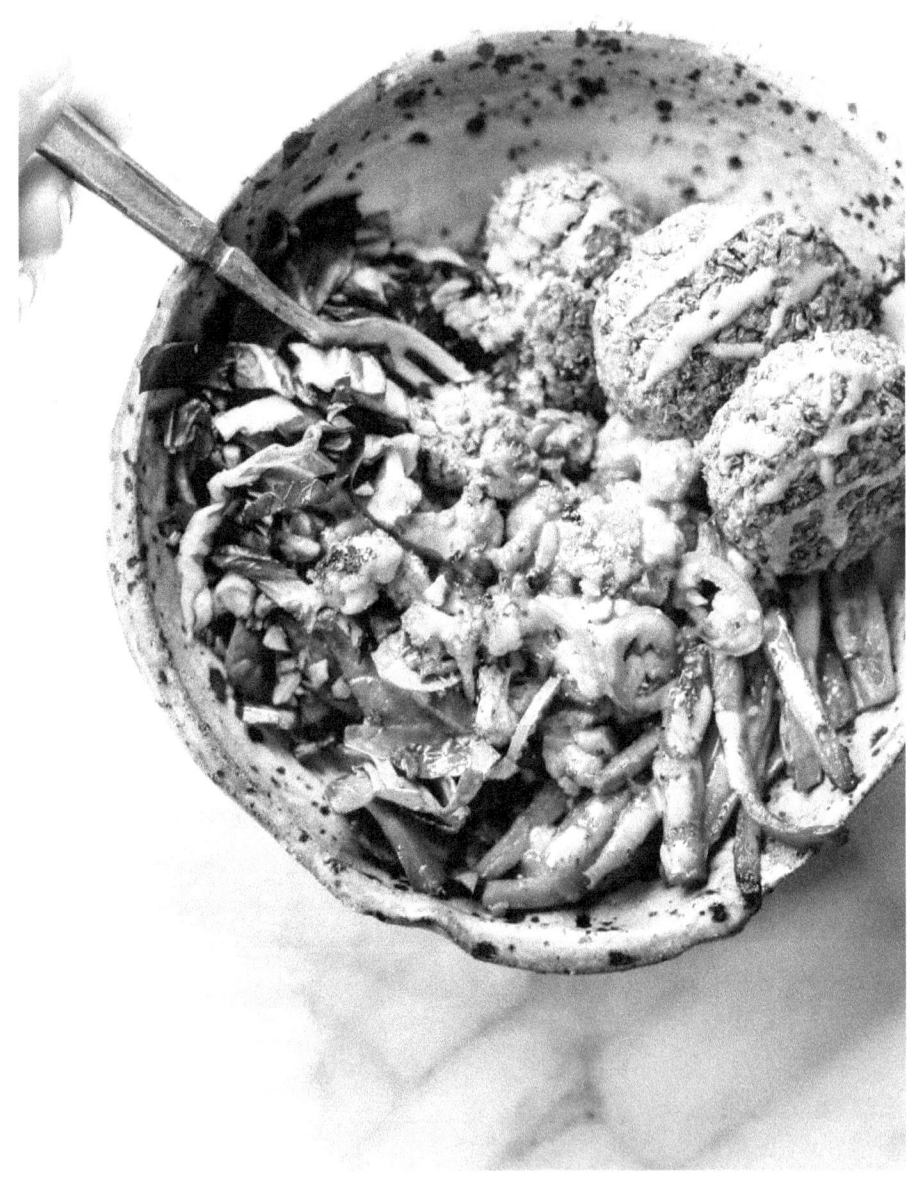

Maïsmeelpap Met Ahornsiroop

(Klaar in ongeveer 20 minuten | Porties 4)

Per portie: Calorieën: 328; Vet: 4,8 g; Koolhydraten: 63,4 g; Eiwit: 6,6 g

Ingrediënten

2 kopjes water

2 kopjes amandelmelk

1 kaneelstokje

1 vanillestokje

1 kopje gele maïsmeel

1/2 kopje ahornsiroop

Routebeschrijving

Breng in een pan het water en de amandelmelk aan de kook. Voeg het kaneelstokje en het vanillestokje toe.

Voeg geleidelijk de maïsmeel toe, onder voortdurend roeren; zet het vuur aan de kook. Laat het ongeveer 15 minuten sudderen.

Besprenkel de ahornsiroop over de pap en serveer warm. Genieten!

Rijst in mediterrane stijl

(Klaar in ongeveer 20 minuten | Porties 4)

Per portie: Calorieën: 403; Vet: 12g; Koolhydraten: 64,1 g; Eiwit: 8,3 g

Ingrediënten

3 eetlepels vegan boter, op kamertemperatuur

4 eetlepels lente-uitjes, gehakt

2 teentjes knoflook, fijngehakt

1 laurierblad

1 takje tijm, gehakt

1 takje rozemarijn, fijngehakt

1 ½ kopje witte rijst

2 kopjes groentebouillon

1 grote tomaat, gepureerd

Zeezout en gemalen zwarte peper, naar smaak

2 ons Kalamata-olijven, ontpit en in plakjes

Routebeschrijving

Smelt de vegan boter in een steelpan op een matig hoog vuur. Kook de lente-uitjes ongeveer 2 minuten of tot ze gaar zijn.

Voeg de knoflook, laurier, tijm en rozemarijn toe en bak nog ongeveer 1 minuut of tot ze aromatisch zijn.

Voeg de rijst, bouillon en gepureerde tomaat toe. Aan de kook brengen; draai het vuur meteen zachter.

Kook ongeveer 15 minuten of tot alle vloeistof is opgenomen. Maak de rijst los met een vork, breng op smaak met zout en peper en garneer met olijven; onmiddellijk serveren.

Eet smakelijk!

Bulgur-pannenkoeken met een twist

(Klaar in ongeveer 50 minuten | Porties 4)

Per portie: Calorieën: 414; Vet: 21,8 g; Koolhydraten: 51,8 g; Eiwit: 6,5 g

Ingrediënten

1/2 kopje bulgurtarwemeel

1/2 kopje amandelmeel

1 theelepel zuiveringszout

1/2 theelepel fijn zeezout

1 kopje volle kokosmelk

1/2 theelepel gemalen kaneel

1/4 theelepel gemalen kruidnagel

4 eetlepels kokosolie

1/2 kopje ahornsiroop

1 grote banaan, in plakjes

Routebeschrijving

Meng in een mengkom de bloem, bakpoeder, zout, kokosmelk, kaneel en gemalen kruidnagel grondig; laat het 30 minuten staan om goed te laten weken.

Verhit een kleine hoeveelheid van de kokosolie in een koekenpan.

Bak de pannenkoeken tot het oppervlak goudbruin is. Garneer met ahornsiroop en banaan. Eet smakelijk!

Chocolade Rogge Pap

(Klaar in ongeveer 10 minuten | Porties 4)

Per portie: Calorieën: 460; Vet: 13,1 g; Koolhydraten: 72,2 g; Eiwit: 15g

Ingrediënten

- 2 kopjes roggevlokken
- 2 ½ kopje amandelmelk
- 2 ons gedroogde pruimen, gehakt
- 2 ons pure chocoladestukjes

Routebeschrijving

Voeg de roggevlokken en amandelmelk toe aan een diepe pan; breng aan de kook op middelhoog vuur. Zet het vuur laag en laat het 5 tot 6 minuten koken.

Haal van het vuur. Spatel de gehakte pruimen en chocoladestukjes erdoor, roer voorzichtig om te combineren.

Schep in serveerschalen en dien warm op.

Eet smakelijk!

Authentieke Afrikaanse Mielie-Meal

(Klaar in ongeveer 15 minuten | Porties 4)

Per portie: Calorieën: 336; Vet: 15,1 g; Koolhydraten: 47,9 g; Eiwit: 4,1 g

Ingrediënten

- 3 kopjes water
- 1 kop kokosmelk
- 1 kopje maïsmeel
- 1/3 theelepel koosjer zout
- 1/4 theelepel geraspte nootmuskaat
- 1/4 theelepel gemalen kruidnagel
- 4 eetlepels ahornsiroop

Routebeschrijving

Breng in een pan het water en de melk aan de kook; voeg dan geleidelijk het maïsmeel toe en zet het vuur laag.

Voeg het zout, de nootmuskaat en de kruidnagel toe. Laat het 10 minuten koken.

Voeg de ahornsiroop toe en roer voorzichtig om te combineren. Eet smakelijk!

Teff Pap Met Gedroogde Vijgen

(Klaar in ongeveer 25 minuten | Porties 4)

Per portie: Calorieën: 356; Vet: 12,1 g; Koolhydraten: 56,5 g; Eiwit: 6,8 g

Ingrediënten

1 kopje volkoren teff

1 kopje water

2 kopjes kokosmelk

2 eetlepels kokosolie

1/2 theelepel gemalen kardemom

1/4 theelepel gemalen kaneel

4 eetlepels agavesiroop

7-8 gedroogde vijgen, gehakt

Routebeschrijving

Breng de volkoren teff, het water en de kokosmelk aan de kook.

Zet het vuur laag en voeg de kokosolie, kardemom en kaneel toe.

Laat het 20 minuten koken of tot het graan zacht is en de pap ingedikt. Roer de agavesiroop erdoor en roer om goed te combineren.

Bedek elke serveerschaal met gehakte vijgen en serveer warm. Eet smakelijk!

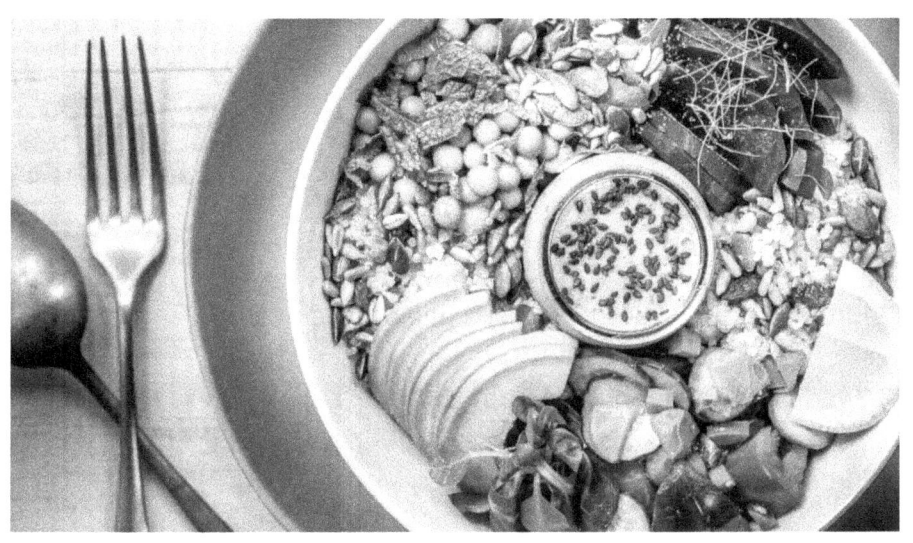

Decadente Broodpudding Met Abrikozen

(Klaar in ongeveer 1 uur | Porties 4)

Per portie: Calorieën: 418; Vet: 18,8 g; Koolhydraten: 56,9 g; Eiwit: 7,3 g

Ingrediënten

4 kopjes ciabattabrood van een dag oud, in blokjes

4 eetlepels kokosolie, gesmolten

2 kopjes kokosmelk

1/2 kop kokossuiker

4 eetlepels appelmoes

1/4 theelepel gemalen kruidnagel

1/2 theelepel gemalen kaneel

1 theelepel vanille-extract

1/3 kopje gedroogde abrikozen, in blokjes gesneden

Routebeschrijving

Begin met het voorverwarmen van je oven tot 360 graden F. Vet een braadpan licht in met een anti-aanbakspray.

Leg het in blokjes gesneden brood in de voorbereide braadpan.

Meng in een mengkom de kokosolie, melk, kokossuiker, appelmoes, gemalen kruidnagel, gemalen kaneel en vanille grondig. Giet de custard gelijkmatig over de broodblokjes; vouw de abrikozen erdoor.

Druk aan met een brede spatel en laat ongeveer 15 minuten intrekken.

Bak in de voorverwarmde oven gedurende ongeveer 45 minuten of tot de bovenkant goudbruin en gestold is. Eet smakelijk!

Chipotle Koriander Rijst

(Klaar in ongeveer 25 minuten | Porties 4)

Per portie: Calorieën: 313; Vet: 15g; Koolhydraten: 37,1 g; Eiwit: 5,7 g

Ingrediënten

4 eetlepels olijfolie

1 chipotle peper, ontpit en fijngehakt

1 kopje jasmijnrijst

1 ½ kopje groentebouillon

1/4 kopje verse koriander, gehakt

Zeezout en cayennepeper, naar smaak

Routebeschrijving

Verhit de olijfolie in een pan op een matig hoog vuur. Voeg de peper en rijst toe en kook ongeveer 3 minuten of tot het geurig is.

Giet de groentebouillon in de pan en breng aan de kook; draai het vuur meteen zachter.

Kook ongeveer 18 minuten of tot alle vloeistof is opgenomen. Maak de rijst los met een vork, voeg de koriander, zout en cayennepeper toe; roer om goed te combineren. Eet smakelijk!

Havermoutpap Met Amandelen

(Klaar in ongeveer 20 minuten | Porties 2)

Per portie: Calorieën: 533; Vet: 13,7 g; Koolhydraten: 85 g; Eiwit: 21,6 g

Ingrediënten

1 kopje water

2 kopjes amandelmelk, verdeeld

1 kopje gerolde haver

2 eetlepels kokossuiker

1/2 vanille-essence

1/4 theelepel kardemom

1/2 kopje amandelen, gehakt

1 banaan, in plakjes

Routebeschrijving

Breng in een diepe pan het water en de melk snel aan de kook. Voeg de havermout toe, dek de pan af en zet het vuur middelhoog.

Voeg de kokossuiker, vanille en kardemom toe. Blijf ongeveer 12 minuten koken, onder af en toe roeren.

Schep het mengsel in serveerschalen; top met amandelen en banaan. Eet smakelijk!

Aromatische gierstkom

(Klaar in ongeveer 20 minuten | Porties 3)

Per portie: Calorieën: 363; Vet: 6,7 g; Koolhydraten: 63,5 g; Eiwit: 11,6 g

Ingrediënten

1 kopje water

1 ½ kopje kokosmelk

1 kopje gierst, gespoeld en uitgelekt

1/4 theelepel gekristalliseerde gember

1/4 theelepel gemalen kaneel

Een snufje geraspte nootmuskaat

Een snufje Himalayazout

2 eetlepels ahornsiroop

Routebeschrijving

Doe het water, de melk, de gierst, de gekonfijte gember-kaneel, de nootmuskaat en het zout in een pan; aan de kook brengen.

Zet het vuur laag en laat het ongeveer 20 minuten koken; maak de gierst los met een vork en schep in afzonderlijke kommen.

Serveer met ahornsiroop. Eet smakelijk!

Harissa Bulgur-schaal

(Klaar in ongeveer 25 minuten | Porties 4)

Per portie: Calorieën: 353; Vet: 15,5 g; Koolhydraten: 48,5 g; Eiwit: 8,4 g

Ingrediënten

1 kop bulgurtarwe

1 ½ kopje groentebouillon

2 kopjes zoete maïskorrels, ontdooid

1 kop bruine bonen uit blik, uitgelekt

1 rode ui, dun gesneden

1 teentje knoflook, fijngehakt

Zeezout en gemalen zwarte peper, naar smaak

1/4 kopje harissa-pasta

1 eetlepel citroensap

1 eetlepel witte azijn

1/4 kopje extra vierge olijfolie

1/4 kopje verse peterselieblaadjes, grof gehakt

Routebeschrijving

Breng in een diepe pan de bulgurtarwe en groentebouillon aan de kook; laat het 12 tot 13 minuten koken, afgedekt.

Laat het 5 tot 10 minuten staan en maak je bulgur los met een vork.

Voeg de resterende ingrediënten toe aan de gekookte bulgurtarwe; serveer warm of op kamertemperatuur. Eet smakelijk!

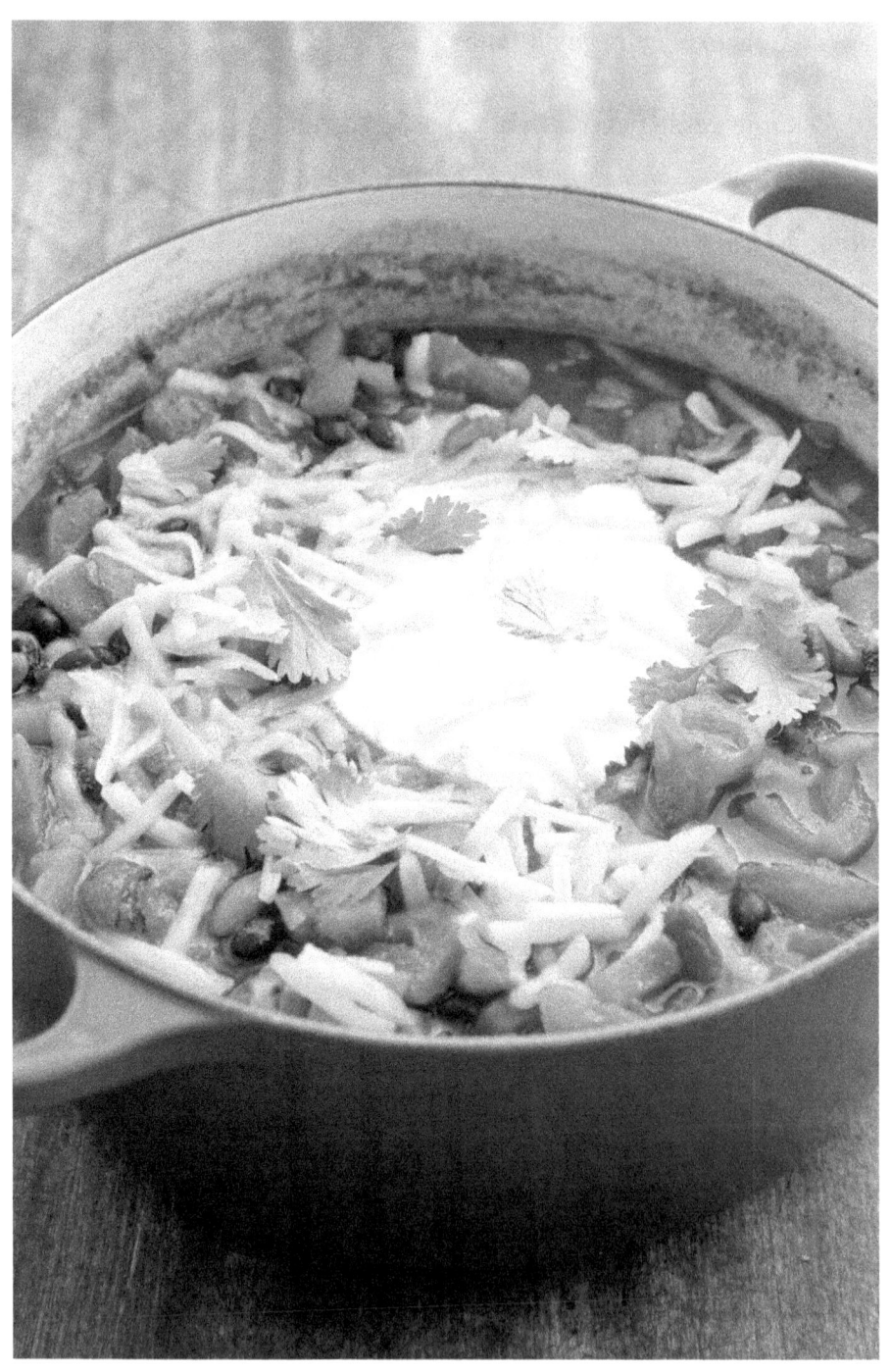

Kokos Quinoa Pudding

(Klaar in ongeveer 20 minuten | Porties 3)

Per portie: Calorieën: 391; Vet: 10,6 g; Koolhydraten: 65,2 g; Eiwit: 11,1 g

Ingrediënten

1 kopje water

1 kop kokosmelk

1 kopje quinoa

Een snufje koosjer zout

Een snufje gemalen piment

1/2 theelepel kaneel

1/2 theelepel vanille-extract

4 eetlepels agavesiroop

1/2 kopje kokosvlokken

Routebeschrijving

Doe het water, de kokosmelk, de quinoa, het zout, de gemalen piment, de kaneel en het vanille-extract in een pan.

Breng het aan de kook op middelhoog vuur. Zet het vuur laag en laat het ongeveer 20 minuten koken; pluizen met een vork en voeg de agavesiroop toe.

Verdeel over drie kommen en garneer met kokosvlokken. Eet smakelijk!

Cremini paddenstoelenrisotto

(Klaar in ongeveer 20 minuten | Porties 3)

Per portie: Calorieën: 513; Vet: 12,5 g; Koolhydraten: 88g; Eiwit: 11,7 g

Ingrediënten

3 eetlepels veganistische boter

1 theelepel knoflook, gehakt

1 theelepel tijm

1 pond Cremini-champignons, in plakjes

1 ½ kopje witte rijst

2 ½ kopje groentebouillon

1/4 kopje droge sherrywijn

Kosjer zout en gemalen zwarte peper, naar smaak

3 eetlepels verse lente-uitjes, in dunne plakjes gesneden

Routebeschrijving

Smelt de vegan boter in een steelpan op een matig hoog vuur. Kook de knoflook en tijm ongeveer 1 minuut of tot ze aromatisch zijn.

Voeg de champignons toe en blijf bakken tot ze het vocht afgeven of ongeveer 3 minuten.

Voeg de rijst, groentebouillon en sherrywijn toe. Aan de kook brengen; draai het vuur meteen zachter.

Kook ongeveer 15 minuten of tot alle vloeistof is opgenomen. Maak de rijst los met een vork, breng op smaak met zout en peper en garneer met verse lente-uitjes.

Eet smakelijk!

Kleurrijke Risotto Met Groenten

(Klaar in ongeveer 35 minuten | Porties 5)

Per portie: Calorieën: 363; Vet: 7,5 g; Koolhydraten: 66,3 g; Eiwit: 7,7 g

Ingrediënten

2 eetlepels sesamolie

1 ui, gesnipperd

2 paprika's, in stukjes gesneden

1 pastinaak, bijgesneden en fijngehakt

1 wortel, schoongemaakt en in stukjes gesneden

1 kopje broccoliroosjes

2 teentjes knoflook, fijngehakt

1/2 theelepel gemalen komijn

2 kopjes bruine rijst

Zeezout en zwarte peper, naar smaak

1/2 theelepel gemalen kurkuma

2 eetlepels verse koriander, fijngehakt

Routebeschrijving

Verhit de sesamolie in een pan op middelhoog vuur.

Bak de ui, paprika, pastinaak, wortel en broccoli ongeveer 3 minuten tot ze aromatisch zijn.

Voeg de knoflook en gemalen komijn toe; blijf nog 30 seconden koken tot het aromatisch is.

Plaats de bruine rijst in een pan en bedek met koud water met 2 inch. Aan de kook brengen. Zet het vuur laag en laat ongeveer 30 minuten koken of tot het gaar is.

Roer de rijst door het groentemengsel; breng op smaak met zout, zwarte peper en gemalen kurkuma; garneer met verse koriander en serveer direct. Eet smakelijk!

Amarant Grits Met Walnoten

(Klaar in ongeveer 35 minuten | Porties 4)

Per portie: Calorieën: 356; Vet: 12g; Koolhydraten: 51,3 g; Eiwit: 12,2 g

Ingrediënten

2 kopjes water

2 kopjes kokosmelk

1 kopje amarant

1 kaneelstokje

1 vanillestokje

4 eetlepels ahornsiroop

4 eetlepels walnoten, gehakt

Routebeschrijving

Breng het water en de kokosmelk op middelhoog vuur aan de kook; voeg de amarant, kaneel en vanille toe en zet het vuur laag.

Laat het ongeveer 30 minuten koken en roer af en toe om te voorkomen dat de amarant aan de bodem van de pan blijft plakken.

Werk af met ahornsiroop en walnoten. Eet smakelijk!

Gerst Pilaf Met Wilde Champignons

(Klaar in ongeveer 45 minuten | Porties 4)

Per portie: Calorieën: 288; Vet: 7,7 g; Koolhydraten: 45,3 g; Eiwit: 12,1 g

Ingrediënten

2 eetlepels veganistische boter

1 kleine ui, gesnipperd

1 theelepel knoflook, gehakt

1 jalapenopeper, ontpit en fijngehakt

1 pond wilde paddenstoelen, in plakjes

1 kopje middelgrote Alkmaarse gort, gespoeld

2 ¾ kopjes groentebouillon

Routebeschrijving

Smelt de vegan boter in een steelpan op middelhoog vuur.

Als de ui heet is, kook je de ui ongeveer 3 minuten tot hij zacht is.

Voeg de knoflook, jalapenopeper, champignons toe; blijf 2 minuten sudderen of tot aromatisch.

Voeg de gerst en bouillon toe, dek af en laat ongeveer 30 minuten sudderen. Als alle vloeistof is opgenomen, laat je de gerst ongeveer 10 minuten rusten met een vork.

Proef en pas de smaakmakers aan. Eet smakelijk!

Zoete Maïsbroodmuffins

(Klaar in ongeveer 30 minuten | Porties 8)

Per portie: Calorieën: 311; Vet: 13,7 g; Koolhydraten: 42,3 g; Eiwit: 4,5 g

Ingrediënten

1 kopje bloem voor alle doeleinden

1 kopje gele maïsmeel

1 theelepel bakpoeder

1 theelepel zuiveringszout

1 theelepel koosjer zout

1/2 kopje suiker

1/2 theelepel gemalen kaneel

1 1/2 kopjes amandelmelk

1/2 kopje veganistische boter, gesmolten

2 eetlepels appelmoes

Routebeschrijving

Begin met het voorverwarmen van je oven tot 420 graden F. Sproei nu een muffinvorm in met een anti-aanbakspray.

Meng in een mengkom de bloem, maïsmeel, bakpoeder, bakpoeder, zout, suiker en kaneel goed door elkaar.

Voeg geleidelijk de melk, boter en appelmoes toe en klop constant om klontjes te voorkomen.

Schraap het beslag in de voorbereide muffinvorm. Bak je muffins ongeveer 25 minuten of tot een in het midden gestoken tester er droog en schoon uitkomt.

Leg ze op een rooster om 5 minuten te rusten voordat je ze uit de vorm haalt en serveert. Eet smakelijk!

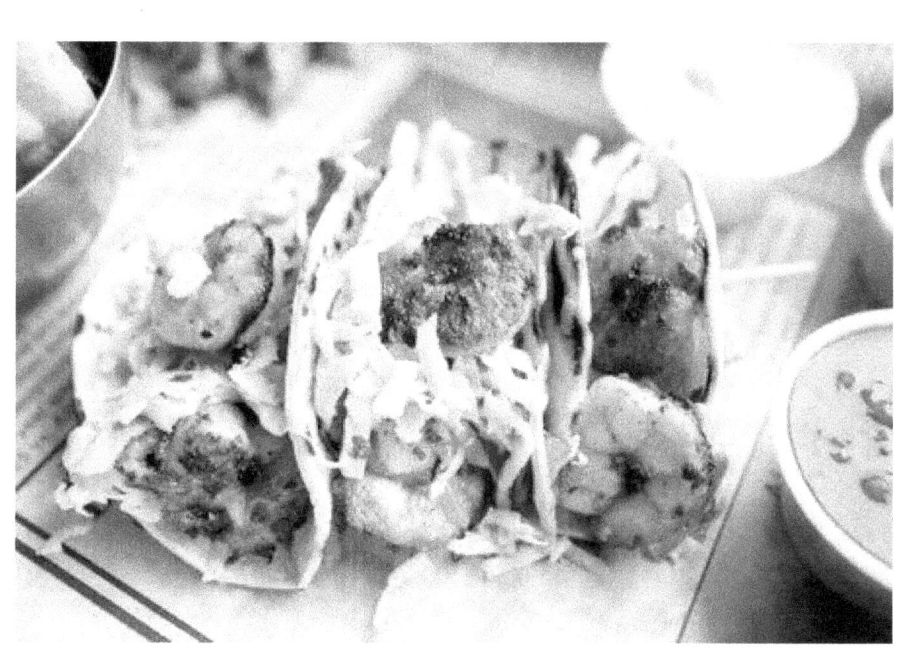

Aromatische Rijstebrij Met Gedroogde Vijgen

(Klaar in ongeveer 45 minuten | Porties 4)

Per portie: Calorieën: 407; Vet: 7,5 g; Koolhydraten: 74,3 g; Eiwit: 10,7 g

Ingrediënten

2 kopjes water

1 kop middelgrote korrel witte rijst

3 ½ kopje kokosmelk

1/2 kop kokossuiker

1 kaneelstokje

1 vanillestokje

1/2 kop gedroogde vijgen, gehakt

4 eetlepels kokosnoot, geraspt

Routebeschrijving

Breng het water in een pan op middelhoog vuur aan de kook. Zet het vuur onmiddellijk laag, voeg de rijst toe en laat ongeveer 20 minuten koken.

Voeg de melk, suiker en kruiden toe en laat nog 20 minuten koken, onder voortdurend roeren om te voorkomen dat de rijst aan de pan blijft plakken.

Top met gedroogde vijgen en kokosnoot; serveer je pudding warm of op kamertemperatuur. Eet smakelijk!

Potage of Quinoa

(Klaar in ongeveer 25 minuten | Porties 4)

Per portie: Calorieën: 466; Vet: 11,1 g; Koolhydraten: 76 g; Eiwit: 16,1 g

Ingrediënten

2 eetlepels olijfolie

1 ui, gesnipperd

4 middelgrote aardappelen, geschild en in blokjes gesneden

1 wortel, schoongemaakt en in blokjes gesneden

1 pastinaak, schoongemaakt en in blokjes gesneden

1 jalapenopeper, ontpit en fijngehakt

4 kopjes groentebouillon

1 kopje quinoa

Zeezout en gemalen witte peper, naar smaak

Routebeschrijving

Verhit de olijfolie in een pan met dikke bodem op middelhoog vuur. Fruit de ui, aardappelen, wortelen, pastinaak en paprika ongeveer 5 minuten of tot ze zacht zijn.

Voeg de groentebouillon en quinoa toe; aan de kook brengen.

Draai het vuur onmiddellijk ongeveer 15 minuten zacht of tot de quinoa gaar is.

Breng op smaak met peper en zout. Pureer je potage met een staafmixer. Verwarm de potage vlak voor het opdienen en geniet ervan!

Sorghumkom Met Amandelen

(Klaar in ongeveer 15 minuten | Porties 4)

Per portie: Calorieën: 384; Vet: 14,7 g; Koolhydraten: 54,6 g; Eiwit: 13,9 g

Ingrediënten

1 kopje sorghum

3 kopjes amandelmelk

Een snufje zeezout

Een snufje geraspte nootmuskaat

1/2 theelepel gemalen kaneel

1/4 theelepel gemalen kardemom

1 theelepel gekristalliseerde gember

4 eetlepels bruine suiker

4 eetlepels amandelen, geschaafd

Routebeschrijving

Doe de sorghum, amandelmelk, zout, nootmuskaat, kaneel, kardemom en gekonfijte gember in een pan; ongeveer 15 minuten zachtjes laten sudderen.

Voeg de bruine suiker toe, roer en schep de pap in serveerschalen.

Garneer met amandelen en serveer direct. Eet smakelijk!

Bulgur Muffins Met Rozijnen

(Klaar in ongeveer 20 minuten | Porties 6)

Per portie: Calorieën: 306; Vet: 12,1 g; Koolhydraten: 44,6 g; Eiwit: 6,1 g

Ingrediënten

1 kop bulgur, gekookt

4 eetlepels kokosolie, gesmolten

1 theelepel bakpoeder

1 theelepel zuiveringszout

2 eetlepels lijnzaad

1 ¼ kopje bloem voor alle doeleinden

1/2 kopje kokosmeel

1 kop kokosmelk

4 eetlepels bruine suiker

1/2 kop rozijnen, verpakt

Routebeschrijving

Begin met het voorverwarmen van je oven tot 420 graden F. Spritz een muffinvorm met een anti-aanbakolie.

Meng alle droge ingrediënten grondig. Voeg de gekookte bulgur toe.

Klop in een andere kom alle natte ingrediënten; voeg het natte mengsel toe aan het bulgurmengsel; vouw de rozijnen erdoor.

Meng tot alles goed gecombineerd is, maar niet te lang gemengd; lepel het beslag in de voorbereide muffin.

Bak nu je muffins ongeveer 16 minuten of tot een tester er droog en schoon uitkomt. Eet smakelijk!

Ouderwetse Pilaf

(Klaar in ongeveer 45 minuten | Porties 4)

Per portie: Calorieën: 532; Vet: 11,4 g; Koolhydraten: 93 g; Eiwit: 16,3 g

Ingrediënten

2 eetlepels sesamolie

1 sjalot, in plakjes

2 paprika's, ontpit en in plakjes

3 teentjes knoflook, fijngehakt

10 ons oesterzwammen, schoongemaakt en in plakjes

2 kopjes bruine rijst

2 tomaten, gepureerd

2 kopjes groentebouillon

Zout en zwarte peper, naar smaak

1 kopje zoete maïskorrels

1 kopje groene erwten

Routebeschrijving

Verhit de sesamolie in een pan op middelhoog vuur.

Kook de sjalot en paprika ongeveer 3 minuten tot ze zacht zijn.

Voeg de knoflook en oesterzwammen toe; blijf ongeveer 1 minuut sauteren tot het aromatisch is.

Doe in een licht geoliede braadpan de rijst, bevloeid door het champignonmengsel, tomaten, bouillon, zout, zwarte peper, maïs en groene erwten.

Bak, afgedekt, op 375 graden F gedurende ongeveer 40 minuten, roer na 20 minuten. Eet smakelijk!

Freekeh Salade Met Za'atar

(Klaar in ongeveer 35 minuten | Porties 4)

Per portie: Calorieën: 352; Vet: 17,1 g; Koolhydraten: 46,3 g; Eiwit: 8g

Ingrediënten

1 kopje freekeh

2 ½ kopje water

1 kop druiventomaten, gehalveerd

2 paprika's, ontpit en in plakjes

1 habanero peper, zonder zaadjes en in plakjes

1 ui, dun gesneden

2 eetlepels verse koriander, gehakt

2 eetlepels verse peterselie, gehakt

2 ons groene olijven, ontpit en in plakjes

1/4 kopje extra vierge olijfolie

2 eetlepels citroensap

1 theelepel delicatessenmosterd

1 theelepel za'atar

Zeezout en gemalen zwarte peper, naar smaak

Routebeschrijving

Doe de freekeh en het water in een pan. Breng aan de kook op middelhoog vuur.

Zet het vuur onmiddellijk 30 tot 35 minuten op laag vuur en roer af en toe om een gelijkmatige bereiding te bevorderen. Laat het volledig afkoelen.

Meng de gekookte freekeh met de overige ingrediënten. Gooi om goed te combineren.

Eet smakelijk!

Plantaardige Amarant Soep

(Klaar in ongeveer 30 minuten | Porties 4)

Per portie: Calorieën: 196; Vet: 8,7 g; Koolhydraten: 26,1 g; Eiwit: 4,7 g

Ingrediënten

2 eetlepels olijfolie

1 kleine sjalot, gesnipperd

1 wortel, schoongemaakt en in stukjes gesneden

1 pastinaak, bijgesneden en fijngehakt

1 kop gele pompoen, geschild en in stukjes gesneden

1 theelepel venkelzaad

1 theelepel selderijzaad

1 theelepel kurkumapoeder

1 laurier

1/2 kopje amarant

2 kopjes bleekselderijsoep

2 kopjes water

2 kopjes boerenkool, in stukjes gescheurd

Zeezout en gemalen zwarte peper, naar smaak

Routebeschrijving

Verhit de olijfolie in een pan met dikke bodem tot het sist. Fruit de sjalot, wortel, pastinaak en pompoen 5 minuten of tot ze zacht zijn.

Bak vervolgens de venkelzaadjes, selderijzaadjes, kurkumapoeder en laurier ongeveer 30 seconden tot ze aromatisch zijn.

Voeg de amarant, soep en water toe. Zet het vuur aan de kook. Dek af en laat 15 tot 18 minuten sudderen.

Voeg daarna de boerenkool toe, breng op smaak met zout en zwarte peper en laat nog 5 minuten sudderen. Genieten!

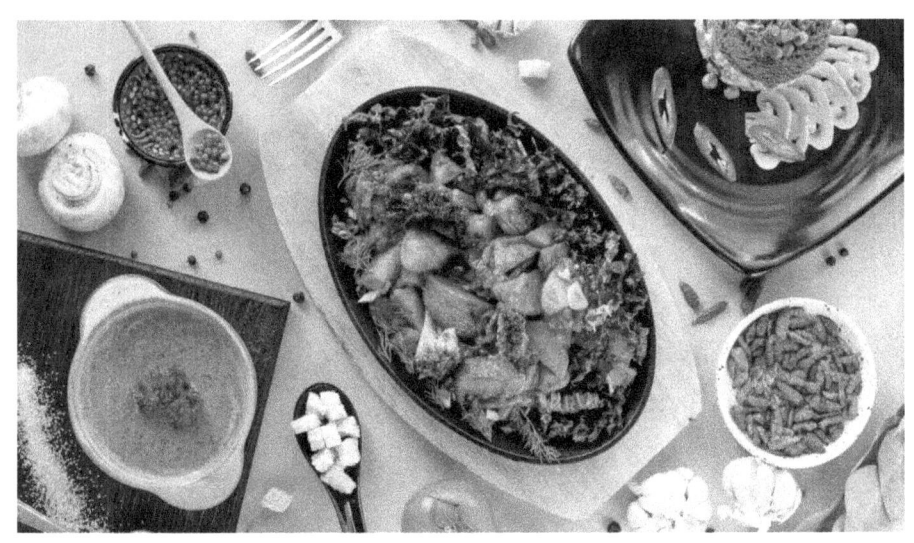

Polenta Met Champignons En Kikkererwten

(Klaar in ongeveer 25 minuten | Porties 4)

Per portie: Calorieën: 488; Vet: 12,2 g; Koolhydraten: 71 g; Eiwit: 21,4 g

Ingrediënten

3 kopjes groentebouillon

1 kopje gele maïsmeel

2 eetlepels olijfolie

1 ui, gesnipperd

1 paprika, ontpit en in plakjes

1 pond Cremini-champignons, in plakjes

2 teentjes knoflook, gehakt

1/2 kop droge witte wijn

1/2 kopje groentebouillon

Kosjer zout en versgemalen zwarte peper, naar smaak

1 theelepel paprikapoeder

1 kop kikkererwten uit blik, uitgelekt

Routebeschrijving

Breng de groentebouillon in een middelgrote pan op middelhoog vuur aan de kook. Voeg nu de maïsmeel toe en blijf voortdurend kloppen om klontjes te voorkomen.

Zet het vuur lager om te laten sudderen. Blijf ongeveer 18 minuten sudderen, af en toe kloppend, tot het mengsel ingedikt is.

Verhit ondertussen de olijfolie in een pan op matig hoog vuur. Bak de ui en paprika ongeveer 3 minuten of tot ze zacht en geurig zijn.

Voeg de champignons en knoflook toe; blijf bakken, voeg geleidelijk de wijn en bouillon toe, nog 4 minuten of tot ze gaar zijn. Breng op smaak met zout, zwarte peper en paprikapoeder. Roer de kikkererwten erdoor.

Schep het paddenstoelenmengsel over je polenta en dien warm op. Eet smakelijk!

Teff Salade Met Avocado En Bonen

(Klaar in ongeveer 20 minuten + koeltijd | Porties 2)

Per portie: Calorieën: 463; Vet: 21,2 g; Koolhydraten: 58,9 g; Eiwit: 13,1 g

Ingrediënten

2 kopjes water

1/2 kopje teff graan

1 theelepel vers citroensap

3 eetlepels veganistische mayonaise

1 theelepel delicatessenmosterd

1 kleine avocado, ontpit, geschild en in plakjes

1 kleine rode ui, dun gesneden

1 kleine Perzische komkommer, in plakjes

1/2 kopje bruine bonen uit blik, uitgelekt

2 kopjes babyspinazie

Routebeschrijving

Breng het water in een diepe pan op hoog vuur aan de kook. Voeg de teffkorrel toe en zet het vuur laag.

Blijf ongeveer 20 minuten koken, afgedekt, of tot ze gaar zijn. Laat het volledig afkoelen.

Voeg de resterende ingrediënten toe en meng om te combineren. Serveer op kamertemperatuur. Eet smakelijk!

Overnight Havermout Met Walnoten

(Klaar in ongeveer 5 minuten + koeltijd | Porties 3)

Per portie: Calorieën: 423; Vet: 16,8 g; Koolhydraten: 53,1 g; Eiwit: 17,3 g

Ingrediënten

1 kopje ouderwetse haver

3 eetlepels chiazaad

1 ½ kopje kokosmelk

3 theelepels agavesiroop

1 theelepel vanille-extract

1/2 theelepel gemalen kaneel

3 eetlepels walnoten, gehakt

Een snufje zout

Een snufje geraspte nootmuskaat

Routebeschrijving

Verdeel de ingrediënten over drie weckpotten.

Dek af en schud om goed te combineren. Laat ze een nacht in je koelkast staan.

Voor het opdienen kun je wat extra melk toevoegen. Genieten!

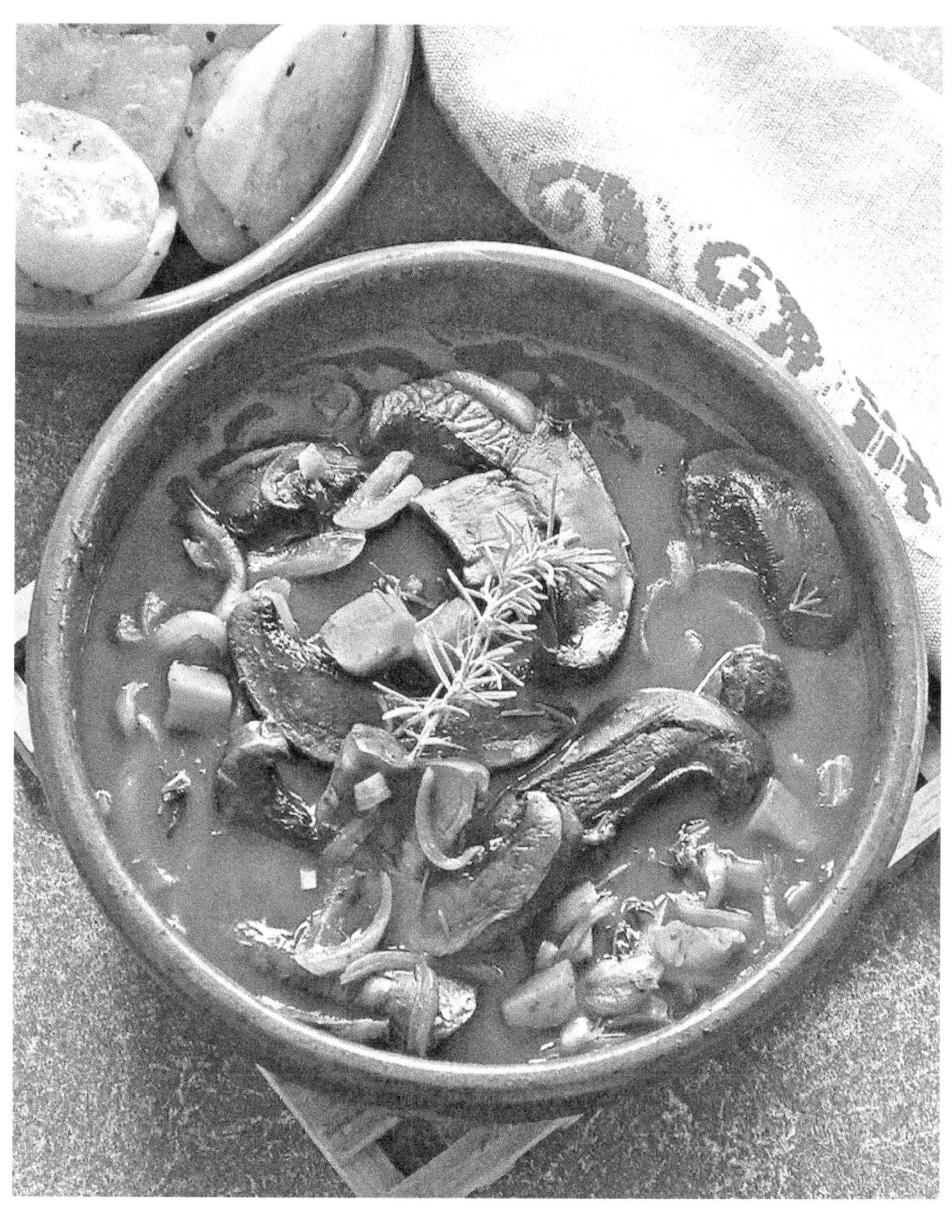

PEULETEN

Traditionele Indiase Rajma Dal

(Klaar in ongeveer 20 minuten | Porties 4)

Per portie: Calorieën: 269; Vet: 15,2 g; Koolhydraten: 22,9 g; Eiwit: 7,2 g

Ingrediënten

- 3 eetlepels sesamolie
- 1 theelepel gember, gehakt
- 1 theelepel komijnzaad
- 1 theelepel korianderzaad
- 1 grote ui, gesnipperd
- 1 stengel bleekselderij, fijngesneden
- 1 theelepel knoflook, gehakt
- 1 kop tomatensaus
- 1 theelepel garam masala
- 1/2 theelepel kerriepoeder

1 klein kaneelstokje

1 groene chilipeper, zonder zaadjes en fijngehakt

2 kopjes rode bonen uit blik, uitgelekt

2 kopjes groentebouillon

Kosjer zout en gemalen zwarte peper, naar smaak

Routebeschrijving

Verhit de sesamolie in een pan op middelhoog vuur; sauteer nu de gember, komijnzaad en korianderzaad tot geurig of ongeveer 30 seconden.

Voeg de ui en bleekselderij toe en bak nog 3 minuten tot ze zacht zijn.

Voeg de knoflook toe en bak nog 1 minuut langer.

Roer de overige ingrediënten door de pan en zet het vuur laag. Blijf 10 tot 12 minuten koken of tot het goed gaar is. Serveer warm en geniet ervan!

Salade van rode kidneybonen

(Klaar in ongeveer 1 uur + koeltijd | Porties 6)

Per portie: Calorieën: 443; Vet: 19,2 g; Koolhydraten: 52,2 g; Eiwit: 18,1 g

Ingrediënten

3/4 pond rode bonen, een nacht geweekt

2 paprika's, in stukjes gesneden

1 wortel, bijgesneden en geraspt

3 ons ingevroren of ingeblikte maïskorrels, uitgelekt

3 volle eetlepels lente-uitjes, gehakt

2 teentjes knoflook, fijngehakt

1 rode chilipeper, in plakjes

1/2 kopje extra vierge olijfolie

2 eetlepels appelazijn

2 eetlepels vers citroensap

Zeezout en gemalen zwarte peper, naar smaak

2 eetlepels verse koriander, gehakt

2 eetlepels verse peterselie, gehakt

2 eetlepels verse basilicum, gehakt

Routebeschrijving

Bedek de geweekte bonen met vers koud water en breng aan de kook. Laat het ongeveer 10 minuten koken. Zet het vuur laag en laat 50 tot 55 minuten koken of tot het gaar is.

Laat je bonen volledig afkoelen en doe ze dan in een slakom.

Voeg de resterende ingrediënten toe en meng om goed te combineren. Eet smakelijk!

Anasazi Bonen En Groentestoofpot

(Klaar in ongeveer 1 uur | Porties 3)

Per portie: Calorieën: 444; Vet: 15,8 g; Koolhydraten: 58,2 g; Eiwit: 20,2 g

Ingrediënten

1 kop Anasazibonen, een nacht geweekt en uitgelekt

3 kopjes geroosterde groentebouillon

1 laurier

1 takje tijm, gehakt

1 takje rozemarijn, fijngehakt

3 eetlepels olijfolie

1 grote ui, gesnipperd

2 stengels bleekselderij, fijngesneden

2 wortelen, in stukjes

2 paprika's, zaad verwijderd en in stukjes gesneden

1 groene chilipeper, ontpit en fijngehakt

2 teentjes knoflook, gehakt

Zeezout en gemalen zwarte peper, naar smaak

1 theelepel cayennepeper

1 theelepel paprikapoeder

Routebeschrijving

Breng de Anasazibonen en bouillon in een pan aan de kook. Zodra het kookt, zet je het vuur laag. Voeg de laurier, tijm en rozemarijn toe; laat het ongeveer 50 minuten koken of tot het zacht is.

Verhit ondertussen in een pan met dikke bodem de olijfolie op middelhoog vuur. Fruit nu de ui, selderij, wortelen en paprika's ongeveer 4 minuten tot ze gaar zijn.

Voeg de knoflook toe en bak nog 30 seconden of tot het geurig is.

Voeg het gebakken mengsel toe aan de gekookte bonen. Breng op smaak met zout, zwarte peper, cayennepeper en paprikapoeder.

Blijf sudderen, af en toe roerend, nog 10 minuten of tot alles gaar is. Eet smakelijk!

Gemakkelijke en hartige Shakshuka

(Klaar in ongeveer 50 minuten | Porties 4)

Per portie: Calorieën: 324; Vet: 11,2 g; Koolhydraten: 42,2 g; Eiwit: 15,8 g

Ingrediënten

2 eetlepels olijfolie

1 ui, gesnipperd

2 paprika's, in stukjes gesneden

1 poblano peper, gehakt

2 teentjes knoflook, fijngehakt

2 tomaten, gepureerd

Zeezout en zwarte peper, naar smaak

1 theelepel gedroogde basilicum

1 theelepel rode pepervlokken

1 theelepel paprikapoeder

2 laurierblaadjes

1 kopje kikkererwten, een nacht geweekt, afgespoeld en uitgelekt

3 kopjes groentebouillon

2 eetlepels verse koriander, grof gehakt

Routebeschrijving

Verhit de olijfolie in een pan op middelhoog vuur. Bak de ui, paprika en knoflook ongeveer 4 minuten, tot ze zacht en aromatisch zijn.

Voeg de gepureerde tomatentomaten, zeezout, zwarte peper, basilicum, rode peper, paprika en laurierblaadjes toe.

Draai het vuur laag en voeg de kikkererwten en groentebouillon toe. Kook gedurende 45 minuten of tot ze zacht zijn.

Proef en pas smaakmakers aan. Schep je shakshuka in individuele kommen en serveer gegarneerd met de verse koriander. Eet smakelijk!

Ouderwetse chili

(Klaar in ongeveer 1 uur en 30 minuten | Porties 4)

Per portie: Calorieën: 514; Vet: 16,4 g; Koolhydraten: 72 g; Eiwit: 25,8 g

Ingrediënten

3/4 pond rode bonen, een nacht geweekt

2 eetlepels olijfolie

1 ui, gesnipperd

2 paprika's, in stukjes gesneden

1 rode chilipeper, fijngehakt

2 ribben bleekselderij, gehakt

2 teentjes knoflook, fijngehakt

2 laurierblaadjes

1 theelepel gemalen komijn

1 theelepel tijm, gehakt

1 theelepel zwarte peperkorrels

20 ons tomaten, geplet

2 kopjes groentebouillon

1 theelepel gerookt paprikapoeder

Zeezout, naar smaak

2 eetlepels verse koriander, gehakt

1 avocado, ontpit, geschild en in plakjes

Routebeschrijving

Bedek de geweekte bonen met vers koud water en breng aan de kook. Laat het ongeveer 10 minuten koken. Zet het vuur laag en laat 50 tot 55 minuten koken of tot het gaar is.

Verhit de olijfolie in een pan met dikke bodem op middelhoog vuur. Fruit de ui, paprika en bleekselderij zodra deze heet is.

Fruit de knoflook, laurierblaadjes, gemalen komijn, tijm en zwarte peperkorrels ongeveer 1 minuut.

Voeg de tomatenblokjes, groentebouillon, paprika, zout en gekookte bonen toe. Laat het sudderen, af en toe roerend, gedurende 25 tot 30 minuten of tot het gaar is.

Serveer gegarneerd met verse koriander en avocado. Eet smakelijk!

Makkelijke rode linzensalade

(Klaar in ongeveer 20 minuten + koeltijd | Porties 3)

Per portie: Calorieën: 295; Vet: 18,8 g; Koolhydraten: 25,2 g; Eiwit: 8,5 g

Ingrediënten

1/2 kopje rode linzen, een nacht geweekt en uitgelekt

1 ½ kopje water

1 takje rozemarijn

1 laurierblad

1 kop druiventomaten, gehalveerd

1 komkommer, in dunne plakjes

1 paprika, in dunne plakjes

1 teentje knoflook, fijngehakt

1 ui, dun gesneden

2 eetlepels vers limoensap

4 eetlepels olijfolie

Zeezout en gemalen zwarte peper, naar smaak

Routebeschrijving

Doe de rode linzen, het water, de rozemarijn en het laurierblad in een pan en breng op hoog vuur aan de kook. Draai vervolgens het vuur laag en kook nog 20 minuten of tot het gaar is.

Doe de linzen in een slakom en laat ze volledig afkoelen.

Voeg de resterende ingrediënten toe en meng om goed te combineren. Serveer op kamertemperatuur of goed gekoeld.

Eet smakelijk!

Mediterrane Kikkererwtensalade

(Klaar in ongeveer 40 minuten + koeltijd | Porties 4)

Per portie: Calorieën: 468; Vet: 12,5 g; Koolhydraten: 73 g; Eiwit: 21,8 g

Ingrediënten

2 kopjes kikkererwten, een nacht geweekt en uitgelekt

1 Perzische komkommer, in plakjes

1 kop kerstomaatjes, gehalveerd

1 rode paprika, zonder zaadjes en in plakjes

1 groene paprika, ontpit en in plakjes

1 theelepel delicatessenmosterd

1 theelepel korianderzaad

1 theelepel jalapenopeper, fijngehakt

1 eetlepel vers citroensap

1 eetlepel balsamicoazijn

1/4 kopje extra vierge olijfolie

Zeezout en gemalen zwarte peper, naar smaak

2 eetlepels verse koriander, gehakt

2 eetlepels Kalamata-olijven, ontpit en in plakjes

Routebeschrijving

Doe de kikkererwten in een soeppan; bedek de kikkererwten met water met 2 inch. Breng het aan de kook.

Draai het vuur onmiddellijk aan de kook en laat het ongeveer 40 minuten koken of tot het gaar is.

Doe je kikkererwten in een slakom. Voeg de resterende ingrediënten toe en meng om goed te combineren. Eet smakelijk!

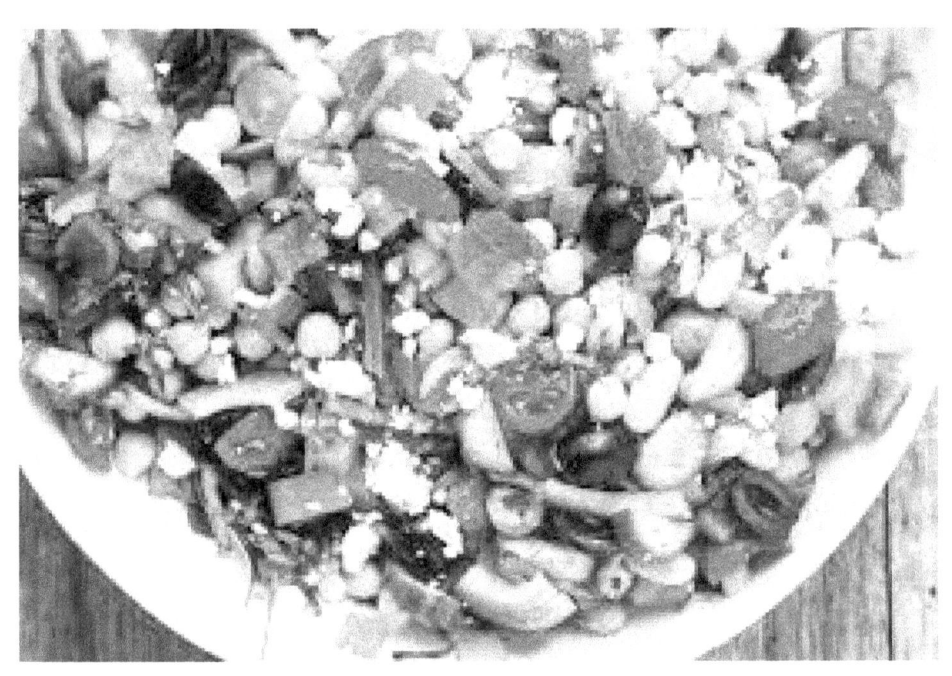

Traditionele Toscaanse Bonenstoofpot (Ribollita)

(Klaar in ongeveer 25 minuten | Porties 5)

Per portie: Calorieën: 388; Vet: 10,3 g; Koolhydraten: 57,3 g; Eiwit: 19,5 g

Ingrediënten

3 eetlepels olijfolie

1 middelgrote prei, gehakt

1 bleekselderij met bladeren, gehakt

1 courgette, in blokjes

1 Italiaanse peper, in plakjes

3 teentjes knoflook, geperst

2 laurierblaadjes

Kosjer zout en gemalen zwarte peper, naar smaak

1 theelepel cayennepeper

1 (28-ounce) blik tomaten, geplet

2 kopjes groentebouillon

2 (15-ounce) blikken Great Northern bonen, uitgelekt

2 kopjes boerenkool Lacinato, in stukjes gescheurd

1 kopje crostini

Routebeschrijving

Verhit de olijfolie in een pan met dikke bodem op middelhoog vuur. Fruit de prei, bleekselderij, courgette en peper ongeveer 4 minuten zodra deze heet is.

Fruit de knoflook en laurierblaadjes ongeveer 1 minuut.

Voeg de kruiden, tomaten, bouillon en bonen uit blik toe. Laat het sudderen, af en toe roeren, ongeveer 15 minuten of tot het gaar is.

Voeg de Lacinato boerenkool toe en laat 4 minuten sudderen, af en toe roeren.

Serveer gegarneerd met crostini. Eet smakelijk!

Beluga Linzen en Groente Mélange

(Klaar in ongeveer 25 minuten | Porties 5)

Per portie: Calorieën: 382; Vet: 9,3 g; Koolhydraten: 59g; Eiwit: 17,2 g

Ingrediënten

3 eetlepels olijfolie

1 ui, fijngehakt

2 paprika's, zaad verwijderd en in stukjes gesneden

1 wortel, schoongemaakt en in stukjes gesneden

1 pastinaak, bijgesneden en fijngehakt

1 theelepel gember, gehakt

2 teentjes knoflook, fijngehakt

Zeezout en gemalen zwarte peper, naar smaak

1 grote courgette, in blokjes

1 kop tomatensaus

1 kopje groentebouillon

1 ½ kopje beluga-linzen, een nacht geweekt en uitgelekt

2 kopjes snijbiet

Routebeschrijving

Verhit de olijfolie in een Nederlandse oven tot het sist. Fruit nu de ui, paprika, wortel en pastinaak tot ze zacht zijn.

Voeg de gember en knoflook toe en bak nog eens 30 seconden.

Voeg nu het zout, de zwarte peper, de courgette, de tomatensaus, de groentebouillon en de linzen toe; laat het ongeveer 20 minuten sudderen tot alles goed gaar is.

Voeg de snijbiet toe; dek af en laat nog 5 minuten sudderen. Eet smakelijk!

Mexicaanse Kikkererwten Taco Kommen

(Klaar in ongeveer 15 minuten | Porties 4)

Per portie: Calorieën: 409; Vet: 13,5 g; Koolhydraten: 61,3 g; Eiwit: 13,8 g

Ingrediënten

2 eetlepels sesamolie

1 rode ui, gesnipperd

1 habanero peper, fijngehakt

2 teentjes knoflook, geperst

2 paprika's, ontpit en in blokjes

Zeezout en gemalen zwarte peper

1/2 theelepel Mexicaanse oregano

1 theelepel gemalen komijn

2 rijpe tomaten, gepureerd

1 theelepel bruine suiker

16 ons ingeblikte kikkererwten, uitgelekt

4 (8-inch) bloemtortilla's

2 eetlepels verse koriander, grof gehakt

Routebeschrijving

Verhit de sesamolie in een grote koekenpan op matig hoog vuur. Fruit de uien vervolgens 2 tot 3 minuten of tot ze gaar zijn.

Voeg de paprika's en knoflook toe en bak nog 1 minuut of tot geurig.

Voeg de kruiden, tomaten en bruine suiker toe en breng aan de kook. Zet het vuur onmiddellijk laag, voeg de kikkererwten uit blik toe en laat het nog 8 minuten koken of tot het goed is doorgekookt.

Rooster je tortilla's en schik ze met het voorbereide kikkererwtenmengsel.

Werk af met verse koriander en serveer direct. Eet smakelijk!

Indische Dal Makhani

(Klaar in ongeveer 20 minuten | Porties 6)

Per portie: Calorieën: 329; Vet: 8,5 g; Koolhydraten: 44,1 g; Eiwit: 16,8 g

Ingrediënten

3 eetlepels sesamolie

1 grote ui, gesnipperd

1 paprika, ontpit en in stukjes gesneden

2 teentjes knoflook, gehakt

1 eetlepel gember, geraspt

2 groene pepers, zaad verwijderd en fijngehakt

1 theelepel komijnzaad

1 laurier

1 theelepel kurkumapoeder

1/4 theelepel rode pepers

1/4 theelepel gemalen piment

1/2 theelepel garam masala

1 kop tomatensaus

4 kopjes groentebouillon

1 ½ kopje zwarte linzen, een nacht geweekt en uitgelekt

4-5 kerrieblaadjes, voor garnering

Routebeschrijving

Verhit de sesamolie in een pan op middelhoog vuur; fruit nu de ui en paprika nog 3 minuten tot ze zacht zijn.

Voeg de knoflook, gember, groene pepers, komijnzaad en laurier toe; blijf bakken, onder regelmatig roeren, gedurende 1 minuut of tot geurig.

Roer de overige ingrediënten erdoor, behalve de curryblaadjes. Draai nu het vuur aan de kook. Blijf nog 15 minuten koken of tot het goed gaar is.

Garneer met kerrieblaadjes en dien warm op!

Bonenkom in Mexicaanse stijl

(Klaar in ongeveer 1 uur + koeltijd | Porties 6)

Per portie: Calorieën: 465; Vet: 17,9 g; Koolhydraten: 60,4 g; Eiwit: 20,2 g

Ingrediënten

1 pond rode bonen, een nacht geweekt en uitgelekt

1 kopje ingeblikte maïskorrels, uitgelekt

2 geroosterde paprika's, in plakjes

1 Spaanse peper, fijngehakt

1 kop kerstomaatjes, gehalveerd

1 rode ui, gesnipperd

1/4 kopje verse koriander, gehakt

1/4 kopje verse peterselie, gehakt

1 theelepel Mexicaanse oregano

1/4 kopje rode wijnazijn

2 eetlepels vers citroensap

1/3 kopje extra vierge olijfolie

Zeezout en gemalen zwart, naar smaak

1 avocado, geschild, ontpit en in plakjes

Routebeschrijving

Bedek de geweekte bonen met vers koud water en breng aan de kook. Laat het ongeveer 10 minuten koken. Zet het vuur laag en laat 50 tot 55 minuten koken of tot het gaar is.

Laat je bonen volledig afkoelen en doe ze dan in een slakom.

Voeg de resterende ingrediënten toe en meng om goed te combineren. Serveer op kamertemperatuur.

Eet smakelijk!

Klassieke Italiaanse minestrone

(Klaar in ongeveer 30 minuten | Porties 5)

Per portie: Calorieën: 305; Vet: 8,6 g; Koolhydraten: 45,1 g; Eiwit: 14,2 g

Ingrediënten

2 eetlepels olijfolie

1 grote ui, in blokjes

2 wortels, in plakjes

4 teentjes knoflook, fijngehakt

1 kopje elleboogpasta

5 kopjes groentebouillon

1 (15-ounce) blik witte bonen, uitgelekt

1 grote courgette, in blokjes

1 (28-ounce) blik tomaten, geplet

1 eetlepel verse oreganoblaadjes, gehakt

1 eetlepel verse basilicumblaadjes, gehakt

1 eetlepel verse Italiaanse peterselie, gehakt

Routebeschrijving

Verhit de olijfolie in een Nederlandse oven tot het sist. Fruit nu de ui en wortelen tot ze zacht zijn.

Voeg de knoflook, ongekookte pasta en bouillon toe; laat het ongeveer 15 minuten sudderen.

Roer de bonen, courgette, tomaten en kruiden erdoor. Blijf ongeveer 10 minuten koken, afgedekt, tot alles goed gaar is.

Garneer eventueel met wat extra kruiden. Eet smakelijk!

Groene Linzenstoofpot Met Boerenkool

(Klaar in ongeveer 30 minuten | Porties 5)

Per portie: Calorieën: 415; Vet: 6,6 g; Koolhydraten: 71 g; Eiwit: 18,4 g

Ingrediënten

2 eetlepels olijfolie

1 ui, gesnipperd

2 zoete aardappelen, geschild en in blokjes gesneden

1 paprika, gehakt

2 wortelen, in stukjes

1 pastinaak, gehakt

1 bleekselderij, gehakt

2 teentjes knoflook

1 ½ kopje groene linzen

1 eetlepel Italiaanse kruidenmix

1 kop tomatensaus

5 kopjes groentebouillon

1 kopje bevroren maïs

1 kopje boerenkool, in stukjes gescheurd

Routebeschrijving

Verhit de olijfolie in een Nederlandse oven tot het sist. Fruit nu de ui, zoete aardappelen, paprika, wortels, pastinaak en bleekselderij tot ze zacht zijn.

Voeg de knoflook toe en bak nog eens 30 seconden.

Voeg nu de groene linzen, Italiaanse kruidenmix, tomatensaus en groentebouillon toe; laat het ongeveer 20 minuten sudderen tot alles goed gaar is.

Voeg de bevroren maïs en boerenkool toe; dek af en laat nog 5 minuten sudderen. Eet smakelijk!

Kikkererwten Tuin Groentemix

(Klaar in ongeveer 30 minuten | Porties 4)

Per portie: Calorieën: 369; Vet: 18,1 g; Koolhydraten: 43,5 g; Eiwit: 13,2 g

Ingrediënten

2 eetlepels olijfolie

1 ui, fijngehakt

1 paprika, gehakt

1 venkelknol, gehakt

3 teentjes knoflook, fijngehakt

2 rijpe tomaten, gepureerd

2 eetlepels verse peterselie, grof gehakt

2 eetlepels verse basilicum, grof gehakt

2 eetlepels verse koriander, grof gehakt

2 kopjes groentebouillon

14 ons ingeblikte kikkererwten, uitgelekt

Kosjer zout en gemalen zwarte peper, naar smaak

1/2 theelepel cayennepeper

1 theelepel paprikapoeder

1 avocado, geschild en in plakjes

Routebeschrijving

Verhit de olijfolie in een pan met dikke bodem op middelhoog vuur. Fruit de ui, paprika en venkelknol circa 4 minuten zodra deze heet is.

Fruit de knoflook ongeveer 1 minuut of tot hij aromatisch is.

Voeg de tomaten, verse kruiden, bouillon, kikkererwten, zout, zwarte peper, cayennepeper en paprika toe. Laat het sudderen, af en toe roeren, ongeveer 20 minuten of tot het gaar is.

Proef en pas de smaakmakers aan. Serveer gegarneerd met de plakjes verse avocado. Eet smakelijk!

Hete Bonen Dipsaus

(Klaar in ongeveer 30 minuten | Porties 10)

Per portie: Calorieën: 175; Vet: 4,7 g; Koolhydraten: 24,9 g; Eiwit: 8,8 g

Ingrediënten

2 (15-ounce) blikken Great Northern bonen, uitgelekt

2 eetlepels olijfolie

2 eetlepels Sriracha-saus

2 eetlepels voedingsgist

4 ons veganistische roomkaas

1/2 theelepel paprikapoeder

1/2 theelepel cayennepeper

1/2 theelepel gemalen komijn

Zeezout en gemalen zwarte peper, naar smaak

4 ons tortillachips

Routebeschrijving

Begin met het voorverwarmen van je oven tot 360 graden F.

Pureer alle ingrediënten, behalve de tortillachips, in je keukenmachine tot je de gewenste consistentie hebt bereikt.

Bak je dip ongeveer 25 minuten in de voorverwarmde oven of tot hij heet is.

Serveer met tortillachips en eet smakelijk!

Sojabonensalade in Chinese stijl

(Klaar in ongeveer 10 minuten | Porties 4)

Per portie: Calorieën: 265; Vet: 13,7 g; Koolhydraten: 21 g; Eiwit: 18 g

Ingrediënten

1 (15-ounce) blik sojabonen, uitgelekt

1 kopje rucola

1 kop babyspinazie

1 kopje groene kool, versnipperd

1 ui, dun gesneden

1/2 theelepel knoflook, gehakt

1 theelepel gember, gehakt

1/2 theelepel delicatessenmosterd

2 eetlepels sojasaus

1 eetlepel rijstazijn

1 eetlepel limoensap

2 eetlepels tahini

1 theelepel agavesiroop

Routebeschrijving

Doe de sojabonen, rucola, spinazie, kool en ui in een slakom; gooi om te combineren.

Klop in een kleine mengschaal de overige ingrediënten voor de dressing los.

Dresseer je salade en serveer direct. Eet smakelijk!

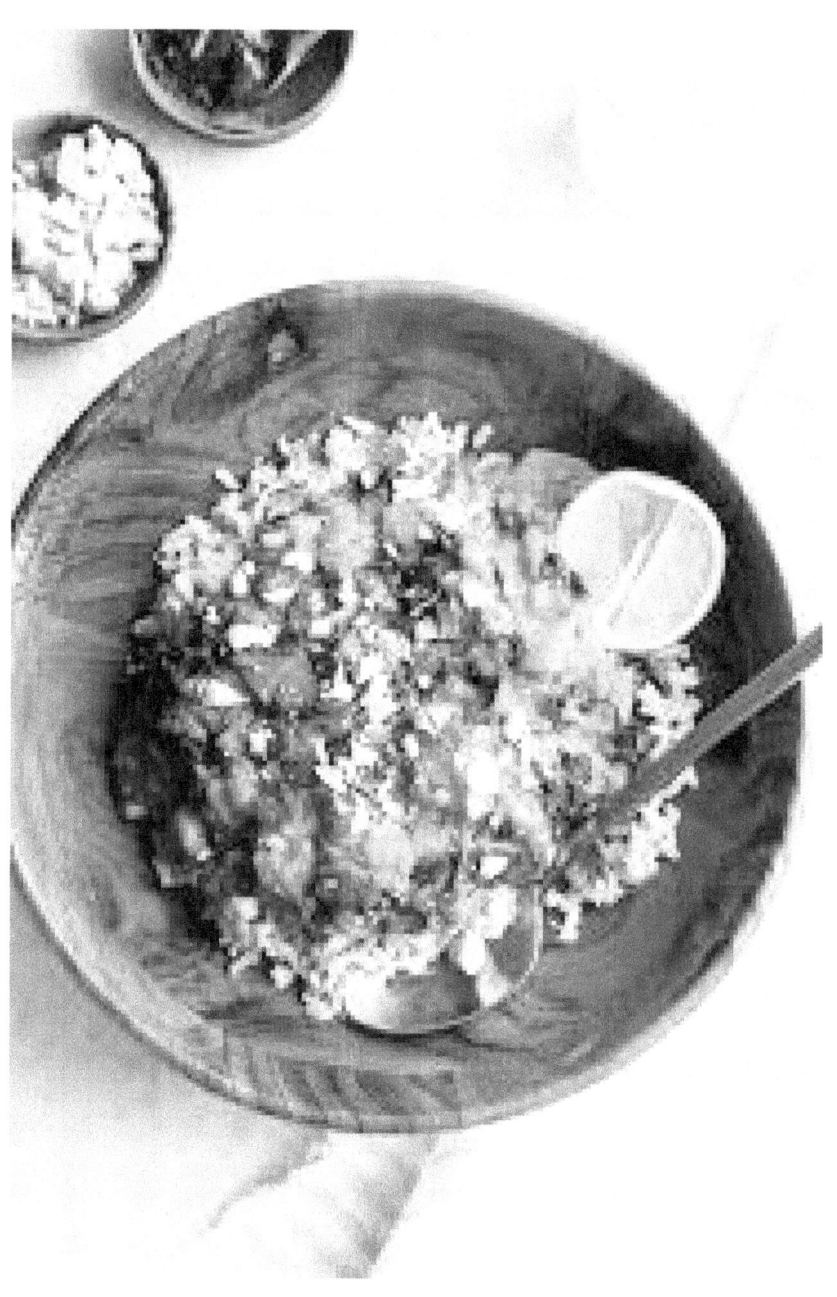

Ouderwetse linzen- en groentestoofpot

(Klaar in ongeveer 25 minuten | Porties 5)

Per portie: Calorieën: 475; Vet: 17,3 g; Koolhydraten: 61,4 g; Eiwit: 23,7 g

Ingrediënten

3 eetlepels olijfolie

1 grote ui, gesnipperd

1 wortel, gehakt

1 paprika, in blokjes

1 habanero peper, fijngehakt

3 teentjes knoflook, fijngehakt

Kosjer zout en zwarte peper, naar smaak

1 theelepel gemalen komijn

1 theelepel gerookt paprikapoeder

1 (28-ounce) blik tomaten, geplet

2 eetlepels tomatenketchup

4 kopjes groentebouillon

3/4 pond droge rode linzen, een nacht geweekt en uitgelekt

1 avocado, in plakjes

Routebeschrijving

Verhit de olijfolie in een pan met dikke bodem op middelhoog vuur. Fruit de ui, wortel en paprika ongeveer 4 minuten zodra deze heet is.

Fruit de knoflook ongeveer 1 minuutje.

Voeg de kruiden, tomaten, ketchup, bouillon en ingeblikte linzen toe. Laat het sudderen, af en toe roeren, ongeveer 20 minuten of tot het gaar is.

Serveer gegarneerd met de plakjes avocado. Eet smakelijk!

Indische Chana Masala

(Klaar in ongeveer 15 minuten | Porties 4)

Per portie: Calorieën: 305; Vet: 17,1 g; Koolhydraten: 30,1 g; Eiwit: 9,4 g

Ingrediënten

1 kop tomaten, gepureerd

1 Kashmiri chilipeper, fijngehakt

1 grote sjalot, gesnipperd

1 theelepel verse gember, geschild en geraspt

4 eetlepels olijfolie

2 teentjes knoflook, fijngehakt

1 theelepel korianderzaad

1 theelepel garam masala

1/2 theelepel kurkumapoeder

Zeezout en gemalen zwarte peper, naar smaak

1/2 kopje groentebouillon

16 ons ingeblikte kikkererwten

1 eetlepel vers limoensap

Routebeschrijving

Mix in je blender of keukenmachine de tomaten, Kashmiri chilipeper, sjalot en gember tot een pasta.

Verhit de olijfolie in een pan op middelhoog vuur. Kook de bereide pasta en knoflook ongeveer 2 minuten zodra deze heet is.

Voeg de resterende kruiden, bouillon en kikkererwten toe. Zet het vuur aan de kook. Laat nog 8 minuten sudderen of tot het gaar is.

Haal van het vuur. Sprenkel vers limoensap over de bovenkant van elke portie. Eet smakelijk!

Paté van rode kidneybonen

(Klaar in ongeveer 10 minuten | Porties 8)

Per portie: Calorieën: 135; Vet: 12,1 g; Koolhydraten: 4,4 g; Eiwit: 1,6 g

Ingrediënten

2 eetlepels olijfolie

1 ui, gesnipperd

1 paprika, gehakt

2 teentjes knoflook, fijngehakt

2 kopjes rode bonen, gekookt en uitgelekt

1/4 kopje olijfolie

1 theelepel steengemalen mosterd

2 eetlepels verse peterselie, gehakt

2 eetlepels verse basilicum, gehakt

Zeezout en gemalen zwarte peper, naar smaak

Routebeschrijving

Verhit de olijfolie in een pan op middelhoog vuur. Kook nu de ui, peper en knoflook tot ze zacht zijn of ongeveer 3 minuten.

Voeg het gesauteerde mengsel toe aan je blender; voeg de resterende ingrediënten toe. Pureer de ingrediënten in je blender of keukenmachine tot een glad en romig geheel.

Eet smakelijk!

Bruine Linzenkom

(Klaar in ongeveer 20 minuten + koeltijd | Porties 4)

Per portie: Calorieën: 452; Vet: 16,6 g; Koolhydraten: 61,7 g; Eiwit: 16,4 g

Ingrediënten

1 kopje bruine linzen, een nacht geweekt en uitgelekt

3 kopjes water

2 kopjes bruine rijst, gekookt

1 courgette, in blokjes

1 rode ui, gesnipperd

1 theelepel knoflook, gehakt

1 komkommer, in plakjes

1 paprika, in plakjes

4 eetlepels olijfolie

1 eetlepel rijstazijn

2 eetlepels citroensap

2 eetlepels sojasaus

1/2 theelepel gedroogde oregano

1/2 theelepel gemalen komijn

Zeezout en gemalen zwarte peper, naar smaak

2 kopjes rucola

2 kopjes Romeinse sla, in stukjes gescheurd

Routebeschrijving

Doe de bruine linzen en het water in een pan en breng op hoog vuur aan de kook. Draai vervolgens het vuur laag en kook nog 20 minuten of tot het gaar is.

Doe de linzen in een slakom en laat ze volledig afkoelen.

Voeg de resterende ingrediënten toe en meng om goed te combineren. Serveer op kamertemperatuur of goed gekoeld. Eet smakelijk!

Hete en Pittige Anasazi Bonensoep

(Klaar in ongeveer 1 uur 10 minuten | Porties 5)

Per portie: Calorieën: 352; Vet: 8,5 g; Koolhydraten: 50,1 g; Eiwit: 19,7 g

Ingrediënten

2 kopjes Anasazibonen, een nacht geweekt, uitgelekt en gespoeld

8 kopjes water

2 laurierblaadjes

3 eetlepels olijfolie

2 middelgrote uien, gehakt

2 paprika's, in stukjes gesneden

1 habanero peper, fijngehakt

3 teentjes knoflook, geperst of fijngehakt

Zeezout en gemalen zwarte peper, naar smaak

Routebeschrijving

Breng de Anasazibonen en het water in een soeppan aan de kook. Zodra het kookt, zet je het vuur laag. Voeg de laurierblaadjes toe en laat het ongeveer 1 uur koken of tot het gaar is.

Verhit ondertussen in een pan met dikke bodem de olijfolie op middelhoog vuur. Fruit nu de ui, paprika en knoflook in circa 4 minuten gaar.

Voeg het gebakken mengsel toe aan de gekookte bonen. Breng op smaak met zout en zwarte peper.

Blijf sudderen, af en toe roerend, nog 10 minuten of tot alles gaar is. Eet smakelijk!

Black-Eyed Pea Salade (Ñebbe)

(Klaar in ongeveer 1 uur | Porties 5)

Per portie: Calorieën: 471; Vet: 17,5 g; Koolhydraten: 61,5 g; Eiwit: 20,6 g

Ingrediënten

2 kopjes gedroogde erwten met zwarte ogen, een nacht geweekt en uitgelekt

2 eetlepels basilicumblaadjes, gehakt

2 eetlepels bladpeterselie, gehakt

1 sjalot, gesnipperd

1 komkommer, in plakjes

2 paprika's, ontpit en in blokjes

1 Scotch bonnet chilipeper, zonder zaadjes en fijngehakt

1 kop kerstomaatjes, in vieren gesneden

Zeezout en gemalen zwarte peper, naar smaak

2 eetlepels vers limoensap

1 eetlepel appelazijn

1/4 kopje extra vierge olijfolie

1 avocado, geschild, ontpit en in plakjes

Routebeschrijving

Bedek de erwten met zwarte ogen 5 cm met water en breng zachtjes aan de kook. Laat het ongeveer 15 minuten koken.

Draai vervolgens het vuur ongeveer 45 minuten op laag vuur. Laat het volledig afkoelen.

Doe de erwten met zwarte ogen in een slakom. Voeg de basilicum, peterselie, sjalot, komkommer, paprika, kerstomaten, zout en zwarte peper toe.

Klop in een mengkom het limoensap, de azijn en de olijfolie los.

Dresseer de salade, garneer met verse avocado en serveer direct. Eet smakelijk!

Mama's beroemde chili

(Klaar in ongeveer 1 uur en 30 minuten | Porties 5)

Per portie: Calorieën: 455; Vet: 10,5 g; Koolhydraten: 68,6 g; Eiwit: 24,7 g

Ingrediënten

1 pond rode zwarte bonen, een nacht geweekt en uitgelekt

3 eetlepels olijfolie

1 grote rode ui, in blokjes gesneden

2 paprika's, in blokjes

1 poblano peper, fijngehakt

1 grote wortel, schoongemaakt en in blokjes gesneden

2 teentjes knoflook, fijngehakt

2 laurierblaadjes

1 theelepel gemengde peperkorrels

Kosjer zout en cayennepeper, naar smaak

1 eetlepel paprikapoeder

2 rijpe tomaten, gepureerd

2 eetlepels tomatenketchup

3 kopjes groentebouillon

Routebeschrijving

Bedek de geweekte bonen met vers koud water en breng aan de kook. Laat het ongeveer 10 minuten koken. Zet het vuur laag en laat 50 tot 55 minuten koken of tot het gaar is.

Verhit de olijfolie in een pan met dikke bodem op middelhoog vuur. Als het warm is, fruit je de ui, paprika en wortel.

Fruit de knoflook ongeveer 30 seconden of tot hij aromatisch is.

Voeg de resterende ingrediënten samen met de gekookte bonen toe. Laat het sudderen, af en toe roerend, gedurende 25 tot 30 minuten of tot het gaar is.

Gooi de laurierblaadjes weg, schep in individuele kommen en serveer warm!

Geroomde Kikkererwtensalade Met Pijnboompitten

(Klaar in ongeveer 10 minuten | Porties 4)

Per portie: Calorieën: 386; Vet: 22,5 g; Koolhydraten: 37,2 g; Eiwit: 12,9 g

Ingrediënten

16 ons ingeblikte kikkererwten, uitgelekt

1 theelepel knoflook, gehakt

1 sjalot, gesnipperd

1 kop kerstomaatjes, gehalveerd

1 paprika, ontpit en in plakjes

1/4 kopje verse basilicum, gehakt

1/4 kopje verse peterselie, gehakt

1/2 kopje veganistische mayonaise

1 eetlepel citroensap

1 theelepel kappertjes, uitgelekt

Zeezout en gemalen zwarte peper, naar smaak

2 ons pijnboompitten

Routebeschrijving

Doe de kikkererwten, groenten en kruiden in een slakom.

Voeg de mayonaise, citroensap, kappertjes, zout en zwarte peper toe. Roer om te combineren.

Werk af met pijnboompitjes en serveer direct. Eet smakelijk!

Zwarte Bonen Buda Bowl

(Klaar in ongeveer 1 uur | Porties 4)

Per portie: Calorieën: 365; Vet: 14,1 g; Koolhydraten: 45,6 g; Eiwit: 15,5 g

Ingrediënten

1/2 pond zwarte bonen, een nacht geweekt en uitgelekt

2 kopjes bruine rijst, gekookt

1 middelgrote ui, dun gesneden

1 kopje paprika, zonder zaadjes en in plakjes

1 jalapenopeper, zonder zaadjes en in plakjes

2 teentjes knoflook, fijngehakt

1 kopje rucola

1 kop babyspinazie

1 theelepel limoenrasp

1 eetlepel Dijon-mosterd

1/4 kopje rode wijnazijn

1/4 kopje extra vierge olijfolie

2 eetlepels agavesiroop

Schilferig zeezout en gemalen zwarte peper, naar smaak

1/4 kopje verse Italiaanse peterselie, grof gehakt

Routebeschrijving

Bedek de geweekte bonen met vers koud water en breng aan de kook. Laat het ongeveer 10 minuten koken. Zet het vuur laag en laat 50 tot 55 minuten koken of tot het gaar is.

Om te serveren, verdeel de bonen en rijst over serveerschalen; top met de groenten.

Meng in een kleine mengschaal de limoenrasp, mosterd, azijn, olijfolie, agavesiroop, zout en peper goed door elkaar. Sprenkel de vinaigrette over de salade.

Garneer met verse Italiaanse peterselie. Eet smakelijk!

Kikkererwtenstoofpot uit het Midden-Oosten

(Klaar in ongeveer 20 minuten | Porties 4)

Per portie: Calorieën: 305; Vet: 11,2 g; Koolhydraten: 38,6 g; Eiwit: 12,7 g

Ingrediënten

1 ui, gesnipperd

1 Spaanse peper, fijngehakt

2 teentjes knoflook, gehakt

1 theelepel mosterdzaad

1 theelepel korianderzaad

1 laurierblad

1/2 kopje tomatenpuree

2 eetlepels olijfolie

1 bleekselderij met bladeren, gehakt

2 middelgrote wortelen, bijgesneden en in stukjes gesneden

2 kopjes groentebouillon

1 theelepel gemalen komijn

1 klein kaneelstokje

16 ons ingeblikte kikkererwten, uitgelekt

2 kopjes snijbiet, in stukjes gescheurd

Routebeschrijving

Mix in je blender of keukenmachine de ui, chilipeper, knoflook, mosterdzaad, korianderzaad, laurier en tomatenpuree tot een pasta.

Verhit de olijfolie in een soeppan tot het sist. Kook nu de bleekselderij en wortels ongeveer 3 minuten of tot ze zacht zijn geworden. Voeg de pasta toe en laat nog 2 minuten koken.

Voeg dan de groentebouillon, komijn, kaneel en kikkererwten toe; breng zachtjes aan de kook.

Zet het vuur op laag vuur en laat het 6 minuten koken; vouw de snijbiet erdoor en kook nog 4 tot 5 minuten of tot de bladeren verwelken. Serveer warm en geniet ervan!

Linzen En Tomaten Dip

(Klaar in ongeveer 10 minuten | Porties 8)

Per portie: Calorieën: 144; Vet: 4,5 g; Koolhydraten: 20,2 g; Eiwit: 8,1 g

Ingrediënten

16 ons linzen, gekookt en uitgelekt

4 eetlepels zongedroogde tomaten, in stukjes

1 kop tomatenpuree

4 eetlepels tahini

1 theelepel steengemalen mosterd

1 theelepel gemalen komijn

1/4 theelepel gemalen laurierblad

1 theelepel rode pepervlokken

Zeezout en gemalen zwarte peper, naar smaak

Routebeschrijving

Maal alle ingrediënten in je blender of keukenmachine totdat je de gewenste consistentie hebt bereikt.

Plaats in uw koelkast tot klaar om te serveren.

Serveer met geroosterde pitabroodjes of groentesticks. Genieten!

Geroomde Groene Erwten Salade

(Klaar in ongeveer 10 minuten + koeltijd | Porties 6)

Per portie: Calorieën: 154; Vet: 6,7 g; Koolhydraten: 17,3 g; Eiwit: 6,9 g

Ingrediënten

2 (14,5 ounce) blikken groene erwten, uitgelekt

1/2 kopje veganistische mayonaise

1 theelepel Dijon-mosterd

2 eetlepels lente-uitjes, gehakt

2 augurken, gehakt

1/2 kopje gemarineerde champignons, gehakt en uitgelekt

1/2 theelepel knoflook, gehakt

Zeezout en gemalen zwarte peper, naar smaak

Routebeschrijving

Doe alle ingrediënten in een slakom. Roer voorzichtig om te combineren.

Zet de salade tot gebruik in de koelkast.

Eet smakelijk!

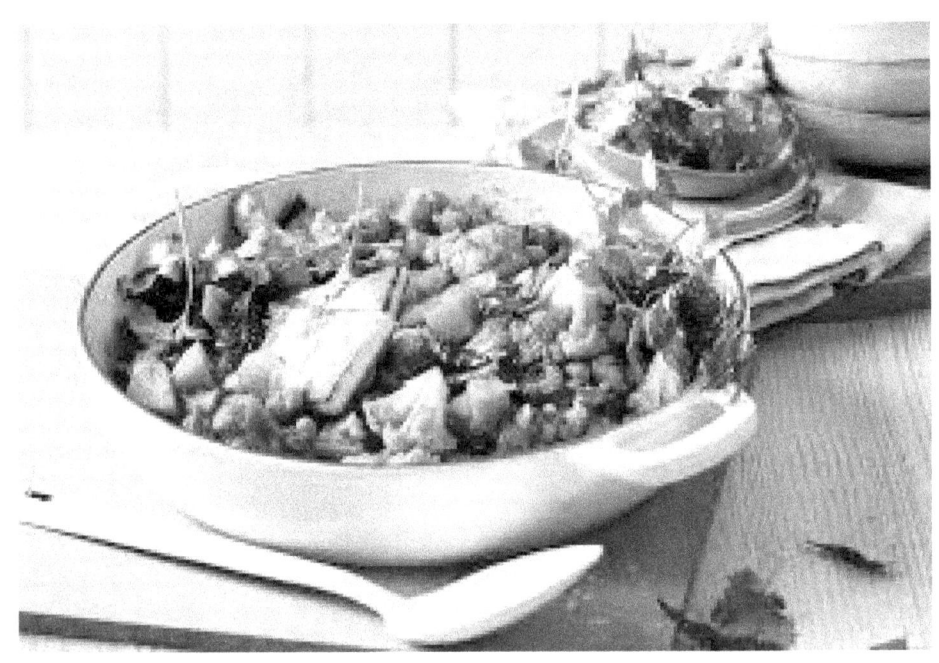

Za'atar Hummus uit het Midden-Oosten

(Klaar in ongeveer 10 minuten | Porties 8)

Per portie: Calorieën: 140; Vet: 8,5 g; Koolhydraten: 12,4 g; Eiwit: 4,6 g

Ingrediënten

10 ons kikkererwten, gekookt en uitgelekt

1/4 kop tahini

2 eetlepels extra vierge olijfolie

2 eetlepels zongedroogde tomaten, in stukjes

1 citroen, vers geperst

2 teentjes knoflook, gehakt

Kosjer zout en gemalen zwarte peper, naar smaak

1/2 theelepel gerookt paprikapoeder

1 theelepel Za'atar

Routebeschrijving

Maal alle ingrediënten in je keukenmachine tot ze romig en uniform zijn.

Plaats in uw koelkast tot klaar om te serveren.

Eet smakelijk!

Linzensalade Met Pijnboompitten

(Klaar in ongeveer 20 minuten + koeltijd | Porties 3)

Per portie: Calorieën: 332; Vet: 19,7 g; Koolhydraten: 28,2 g; Eiwit: 12,2 g

Ingrediënten

1/2 kopje bruine linzen

1 ½ kopje groentebouillon

1 wortel, in luciferhoutjes gesneden

1 kleine ui, gesnipperd

1 komkommer, in plakjes

2 teentjes knoflook, fijngehakt

3 eetlepels extra vierge olijfolie

1 eetlepel rode wijnazijn

2 eetlepels citroensap

2 eetlepels basilicum, gehakt

2 eetlepels peterselie, gehakt

2 eetlepels bieslook, gehakt

Zeezout en gemalen zwarte peper, naar smaak

2 eetlepels pijnboompitten, grof gehakt

Routebeschrijving

Doe de bruine linzen en groentebouillon in een pan en breng op hoog vuur aan de kook. Draai vervolgens het vuur laag en kook nog 20 minuten of tot het gaar is.

Doe de linzen in een slakom.

Voeg de groenten toe en meng om goed te combineren. Klop in een mengkom de olie, azijn, citroensap, basilicum, peterselie, bieslook, zout en zwarte peper.

Dresseer je salade, garneer met pijnboompitten en serveer op kamertemperatuur. Eet smakelijk!

Hete Anasazi Bonensalade

(Klaar in ongeveer 1 uur | Porties 5)

Per portie: Calorieën: 482; Vet: 23,1 g; Koolhydraten: 54,2 g; Eiwit: 17,2 g

Ingrediënten

2 kopjes Anasazibonen, een nacht geweekt, uitgelekt en gespoeld

6 kopjes water

1 poblano peper, gehakt

1 ui, gesnipperd

1 kop kerstomaatjes, gehalveerd

2 kopjes gemengde groenten, ton in stukjes

Dressing:

1 theelepel knoflook, gehakt

1/2 kopje extra vierge olijfolie

1 eetlepel citroensap

2 eetlepels rode wijnazijn

1 eetlepel steengemalen mosterd

1 eetlepel sojasaus

1/2 theelepel gedroogde oregano

1/2 theelepel gedroogde basilicum

Zeezout en gemalen zwarte peper, naar smaak e

Routebeschrijving

Breng de Anasazibonen en het water in een pan aan de kook. Zodra het kookt, zet je het vuur laag en laat je het ongeveer 1 uur koken of tot het gaar is.

Giet de gekookte bonen af en doe ze in een slakom; voeg de andere ingrediënten voor de salade toe.

Klop vervolgens in een kleine mengkom alle dressingingrediënten tot ze goed gemengd zijn. Kleed je salade aan en meng om te combineren. Serveer op kamertemperatuur en eet smakelijk!

Traditionele Mnazaleh-stoofpot

(Klaar in ongeveer 25 minuten | Porties 4)

Per portie: Calorieën: 439; Vet: 24g; Koolhydraten: 44,9 g; Eiwit: 13,5 g

Ingrediënten

4 eetlepels olijfolie

1 ui, gesnipperd

1 grote aubergine, geschild en in blokjes gesneden

1 kopje wortelen, gehakt

2 teentjes knoflook, gehakt

2 grote tomaten, gepureerd

1 theelepel Baharat-kruiden

2 kopjes groentebouillon

14 ons ingeblikte kikkererwten, uitgelekt

Kosjer zout en gemalen zwarte peper, naar smaak

1 middelgrote avocado, ontpit, geschild en in plakjes

Routebeschrijving

Verhit de olijfolie in een pan met dikke bodem op middelhoog vuur. Fruit de ui, aubergine en wortels ongeveer 4 minuten als ze warm zijn.

Fruit de knoflook ongeveer 1 minuut of tot hij aromatisch is.

Voeg de tomaten, Baharat-kruiden, bouillon en kikkererwten uit blik toe. Laat het sudderen, af en toe roeren, ongeveer 20 minuten of tot het gaar is.

Kruid met peper en zout. Serveer gegarneerd met plakjes verse avocado. Eet smakelijk!

Peperachtige Rode Linzen Spread

(Klaar in ongeveer 25 minuten | Porties 9)

Per portie: Calorieën: 193; Vet: 8,5 g; Koolhydraten: 22,3 g; Eiwit: 8,5 g

Ingrediënten

1 ½ kopje rode linzen, een nacht geweekt en uitgelekt

4 ½ kopjes water

1 takje rozemarijn

2 laurierblaadjes

2 geroosterde paprika's, ontpit en in blokjes

1 sjalot, gesnipperd

2 teentjes knoflook, fijngehakt

1/4 kopje olijfolie

2 eetlepels tahini

Zeezout en gemalen zwarte peper, naar smaak

Routebeschrijving

Doe de rode linzen, het water, de rozemarijn en de laurierblaadjes in een pan en breng op hoog vuur aan de kook. Draai vervolgens het vuur laag en kook nog 20 minuten of tot het gaar is.

Doe de linzen in een keukenmachine.

Voeg de resterende ingrediënten toe en verwerk totdat alles goed is opgenomen.

Eet smakelijk!

Wok-gebakken gekruide peultjes

(Klaar in ongeveer 10 minuten | Porties 4)

Per portie: Calorieën: 196; Vet: 8,7 g; Koolhydraten: 23 g; Eiwit: 7,3 g

Ingrediënten

2 eetlepels sesamolie

1 ui, gesnipperd

1 wortel, schoongemaakt en in stukjes gesneden

1 theelepel gember-knoflookpasta

1 pond peultjes

Szechuanpeper, naar smaak

1 theelepel Sriracha-saus

2 eetlepels sojasaus

1 eetlepel rijstazijn

Routebeschrijving

Verhit de sesamolie in een wok tot het sissend is. Roerbak nu de ui en wortel 2 minuten of tot ze krokant zijn.

Voeg de gember-knoflookpasta toe en laat nog 30 seconden koken.

Voeg de peultjes toe en roerbak op hoog vuur ongeveer 3 minuten tot ze licht verkoold zijn.

Roer dan de peper, Sriracha, sojasaus en rijstazijn erdoor en roerbak nog 1 minuut. Serveer direct en geniet ervan!

Snelle alledaagse chili

(Klaar in ongeveer 35 minuten | Porties 5)

Per portie: Calorieën: 345; Vet: 8,7 g; Koolhydraten: 54,5 g; Eiwit: 15,2 g

Ingrediënten

2 eetlepels olijfolie

1 grote ui, gesnipperd

1 bleekselderij met bladeren, bijgesneden en in blokjes gesneden

1 wortel, schoongemaakt en in blokjes gesneden

1 zoete aardappel, geschild en in blokjes gesneden

3 teentjes knoflook, fijngehakt

1 jalapenopeper, fijngehakt

1 theelepel cayennepeper

1 theelepel korianderzaad

1 theelepel venkelzaad

1 theelepel paprikapoeder

2 kopjes gestoofde tomaten, geplet

2 eetlepels tomatenketchup

2 theelepels vegan bouillonkorrels

1 kopje water

1 kopje uiensoep

2 pond ingeblikte pintobonen, uitgelekt

1 limoen, in plakjes

Routebeschrijving

Verhit de olijfolie in een pan met dikke bodem op middelhoog vuur. Fruit de ui, bleekselderij, wortel en zoete aardappel ongeveer 4 minuten.

Fruit de knoflook en jalapenopeper ongeveer 1 minuut of zo.

Voeg de kruiden, tomaten, ketchup, vegan bouillonkorrels, water, uienroomsoep en bonen uit blik toe. Laat het sudderen, af en toe roeren, ongeveer 30 minuten of tot het gaar is.

Serveer gegarneerd met de schijfjes limoen. Eet smakelijk!

Geroomde Black-Eyed Pea Salade

(Klaar in ongeveer 1 uur | Porties 5)

Per portie: Calorieën: 325; Vet: 8,6 g; Koolhydraten: 48,2 g; Eiwit: 17,2 g

Ingrediënten

1 ½ kopje erwten met zwarte ogen, een nacht geweekt en uitgelekt

4 stengels bosui, in plakjes

1 wortel, julienned

1 kopje groene kool, versnipperd

2 paprika's, zaad verwijderd en in stukjes gesneden

2 middelgrote tomaten, in blokjes

1 eetlepel zongedroogde tomaten, gehakt

1 theelepel knoflook, gehakt

1/2 kopje veganistische mayonaise

1 eetlepel limoensap

1/4 kopje witte wijnazijn

Zeezout en gemalen zwarte peper, naar smaak

Routebeschrijving

Bedek de erwten met zwarte ogen 5 cm met water en breng zachtjes aan de kook. Laat het ongeveer 15 minuten koken.

Draai vervolgens het vuur ongeveer 45 minuten op laag vuur. Laat het volledig afkoelen.

Doe de erwten met zwarte ogen in een slakom. Voeg de resterende ingrediënten toe en roer om goed te combineren. Eet smakelijk!

Kikkererwten Gevulde Avocado's

(Klaar in ongeveer 10 minuten | Porties 4)

Per portie: Calorieën: 205; Vet: 15,2 g; Koolhydraten: 16,8 g; Eiwit: 4,1 g

Ingrediënten

2 avocado's, ontpit en in tweeën gesneden

1/2 citroen, vers geperst

4 eetlepels lente-uitjes, gehakt

1 teentje knoflook, fijngehakt

1 middelgrote tomaat, gehakt

1 paprika, ontpit en in stukjes gesneden

1 rode chilipeper, zaad verwijderd en fijngehakt

2 ons kikkererwten, gekookt of gekookt, uitgelekt

Kosjer zout en gemalen zwarte peper, naar smaak

Routebeschrijving

Leg je avocado's op een serveerschaal. Sprenkel het citroensap over elke avocado.

Roer in een mengkom voorzichtig de resterende ingrediënten voor de vulling tot ze goed zijn opgenomen.

Vul de avocado's met het bereide mengsel en serveer direct. Eet smakelijk!

Zwartebonensoep

(Klaar in ongeveer 1 uur 50 minuten | Porties 4)

Per portie: Calorieën: 505; Vet: 11,6 g; Koolhydraten: 80,3 g; Eiwit: 23,2 g

Ingrediënten

2 kopjes zwarte bonen, een nacht geweekt en uitgelekt

1 takje tijm

2 eetlepels kokosolie

2 uien, gesnipperd

1 selderijrib, in stukjes gesneden

1 wortel, geschild en in stukjes gesneden

1 Italiaanse peper, zaad verwijderd en in stukjes gesneden

1 Spaanse peper, ontpit en fijngehakt

4 teentjes knoflook, geperst of fijngehakt

Zeezout en versgemalen zwarte peper, naar smaak

1/2 theelepel gemalen komijn

1/4 theelepel gemalen laurierblad

1/4 theelepel gemalen piment

1/2 theelepel gedroogde basilicum

4 kopjes groentebouillon

1/4 kopje verse koriander, gehakt

2 ons tortillachips

Routebeschrijving

Breng in een soeppan de bonen en 6 kopjes water aan de kook. Zodra het kookt, zet je het vuur laag. Voeg het takje tijm toe en laat het ongeveer 1 uur en 30 minuten koken of tot het gaar is.

Verhit ondertussen de olie in een pan met dikke bodem op middelhoog vuur. Fruit nu de ui, bleekselderij, wortel en paprika in circa 4 minuten gaar.

Fruit de knoflook vervolgens ongeveer 1 minuut of tot geurig.

Voeg het gebakken mengsel toe aan de gekookte bonen. Voeg vervolgens het zout, de zwarte peper, de komijn, het gemalen laurierblad, de gemalen piment, de gedroogde basilicum en de groentebouillon toe.

Blijf sudderen, af en toe roerend, gedurende 15 minuten langer of tot alles gaar is.

Garneer met verse koriander en tortillachips. Eet smakelijk!

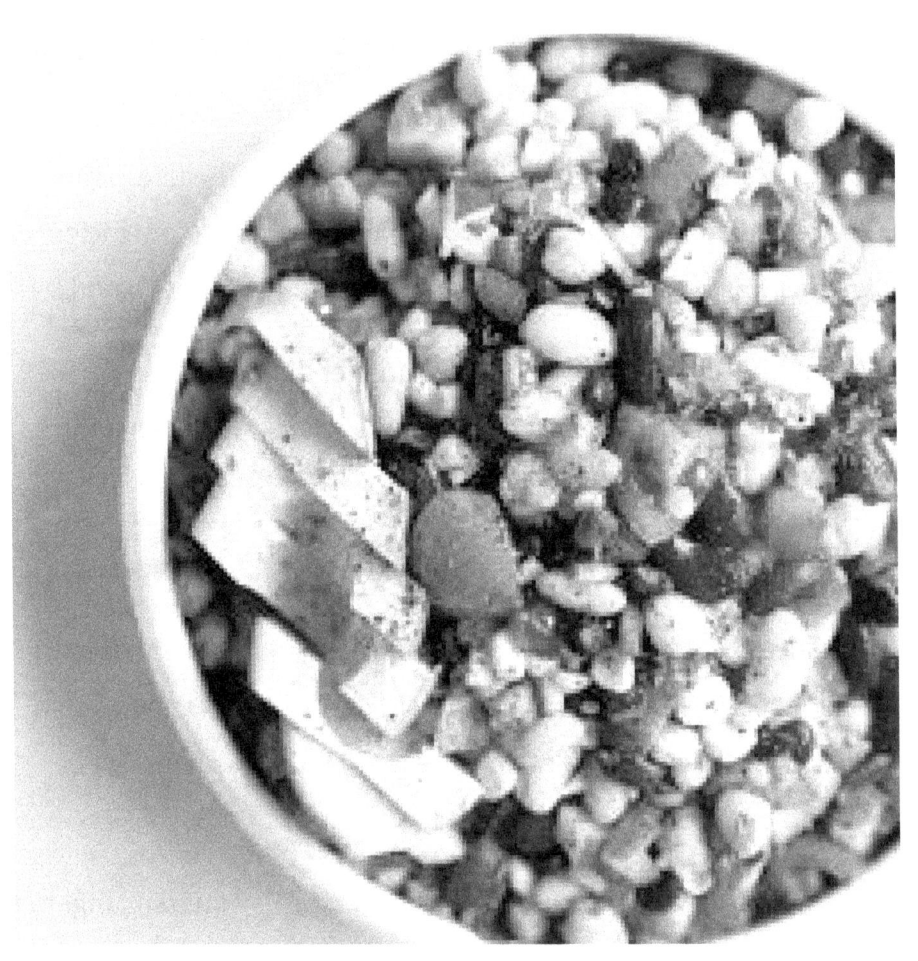

Beluga Linzensalade Met Kruiden

(Klaar in ongeveer 20 minuten + koeltijd | Porties 4)

Per portie: Calorieën: 364; Vet: 17g; Koolhydraten: 40,2 g; Eiwit: 13,3 g

Ingrediënten

1 kopje rode linzen

3 kopjes water

1 kop druiventomaten, gehalveerd

1 groene paprika, ontpit en in blokjes gesneden

1 rode paprika, ontpit en in blokjes gesneden

1 rode chilipeper, zonder zaadjes en in blokjes

1 komkommer, in plakjes

4 eetlepels sjalotten, gesnipperd

2 eetlepels verse peterselie, grof gehakt

2 eetlepels verse koriander, grof gehakt

2 eetlepels verse bieslook, grof gehakt

2 eetlepels verse basilicum, grof gehakt

1/4 kopje olijfolie

1/2 theelepel komijnzaad

1/2 theelepel gember, gehakt

1/2 theelepel knoflook, gehakt

1 theelepel agavesiroop

2 eetlepels vers citroensap

1 theelepel citroenschil

Zeezout en gemalen zwarte peper, naar smaak

2 ons zwarte olijven, ontpit en gehalveerd

Routebeschrijving

Doe de bruine linzen en het water in een pan en breng op hoog vuur aan de kook. Draai vervolgens het vuur laag en kook nog 20 minuten of tot het gaar is.

Doe de linzen in een slakom.

Voeg de groenten en kruiden toe en meng om goed te combineren. Klop in een mengkom de olie, komijnzaad, gember, knoflook, agavesiroop, citroensap, citroenschil, zout en zwarte peper.

Dresseer je salade, garneer met olijven en serveer op kamertemperatuur. Eet smakelijk!

Italiaanse Bonensalade

(Klaar in ongeveer 1 uur + koeltijd | Porties 4)

Per portie: Calorieën: 495; Vet: 21,1 g; Koolhydraten: 58,4 g; Eiwit: 22,1 g

Ingrediënten

3/4 pond cannellinibonen, een nacht geweekt en uitgelekt

2 kopjes bloemkoolroosjes

1 rode ui, dun gesneden

1 theelepel knoflook, gehakt

1/2 theelepel gember, gehakt

1 jalapenopeper, fijngehakt

1 kop druiventomaten, in vieren gesneden

1/3 kopje extra vierge olijfolie

1 eetlepel limoensap

1 theelepel Dijon-mosterd

1/4 kopje witte azijn

2 teentjes knoflook, geperst

1 theelepel Italiaanse kruidenmix

Kosjer zout en gemalen zwarte peper, om op smaak te brengen

2 ons groene olijven, ontpit en in plakjes

Routebeschrijving

Bedek de geweekte bonen met vers koud water en breng aan de kook. Laat het ongeveer 10 minuten koken. Zet het vuur laag en laat 60 minuten koken of tot het gaar is.

Kook ondertussen de bloemkoolroosjes in circa 6 minuten gaar.

Laat je bonen en bloemkool volledig afkoelen; breng ze dan over in een slakom.

Voeg de resterende ingrediënten toe en meng om goed te combineren. Proef en pas de smaakmakers aan.

Eet smakelijk!

Witte Bonen Gevulde Tomaten

(Klaar in ongeveer 10 minuten | Porties 3)

Per portie: Calorieën: 245; Vet: 14,9 g; Koolhydraten: 24,4 g; Eiwit: 5,1 g

Ingrediënten

3 middelgrote tomaten, snijd een dun plakje van de bovenkant en verwijder het vruchtvlees

1 wortel, geraspt

1 rode ui, gesnipperd

1 teen knoflook, gepeld

1/2 theelepel gedroogde basilicum

1/2 theelepel gedroogde oregano

1 theelepel gedroogde rozemarijn

3 eetlepels olijfolie

3 ons ingeblikte witte bonen, uitgelekt

3 ons suikermaïskorrels, ontdooid

1/2 kopje tortillachips, geplet

Routebeschrijving

Leg je tomaten op een serveerschaal.

Roer in een mengkom de resterende ingrediënten voor de vulling tot alles goed gemengd is.

Vul de avocado's en serveer direct. Eet smakelijk!

Winter erwtensoep met zwarte ogen

(Klaar in ongeveer 1 uur 5 minuten | Porties 5)

Per portie: Calorieën: 147; Vet: 6g; Koolhydraten: 13,5 g; Eiwit: 7,5 g

Ingrediënten

2 eetlepels olijfolie

1 ui, gesnipperd

1 wortel, gehakt

1 pastinaak, gehakt

1 kop venkelknollen, gehakt

2 teentjes knoflook, fijngehakt

2 kopjes gedroogde erwten met zwarte ogen, een nacht geweekt

5 kopjes groentebouillon

Kosjer zout en versgemalen zwarte peper, om op smaak te brengen

Routebeschrijving

Verhit de olijfolie in een Nederlandse oven op middelhoog vuur. Fruit de ui, wortel, pastinaak en venkel 3 minuten of tot ze zacht zijn.

Voeg de knoflook toe en bak nog 30 seconden of tot het aromatisch is.

Voeg de erwten, groentebouillon, zout en zwarte peper toe. Blijf koken, gedeeltelijk afgedekt, nog 1 uur of tot het gaar is.

Eet smakelijk!

Rode Kidney Bean Pasteitjes

(Klaar in ongeveer 15 minuten | Porties 4)

Per portie: Calorieën: 318; Vet: 15,1 g; Koolhydraten: 36,5 g; Eiwit: 10,9 g

Ingrediënten

12 ons ingeblikte of gekookte rode bonen, uitgelekt

1/3 kopje ouderwetse haver

1/4 kopje bloem voor alle doeleinden

1 theelepel bakpoeder

1 kleine sjalot, gesnipperd

2 teentjes knoflook, fijngehakt

Zeezout en gemalen zwarte peper, naar smaak

1 theelepel paprikapoeder

1/2 theelepel chilipoeder

1/2 theelepel gemalen laurierblad

1/2 theelepel gemalen komijn

1 chia-ei

4 eetlepels olijfolie

Routebeschrijving

Doe de bonen in een mengkom en prak ze fijn met een vork.

Meng de bonen, havermout, bloem, bakpoeder, sjalot, knoflook, zout, zwarte peper, paprika, chilipoeder, gemalen laurierblad, komijn en chia ei goed door elkaar.

Vorm van het mengsel vier burgers.

Verhit vervolgens de olijfolie in een koekenpan op matig hoog vuur. Bak de pasteitjes ongeveer 8 minuten, draai ze een of twee keer om.

Serveer met je favoriete toppings. Eet smakelijk!

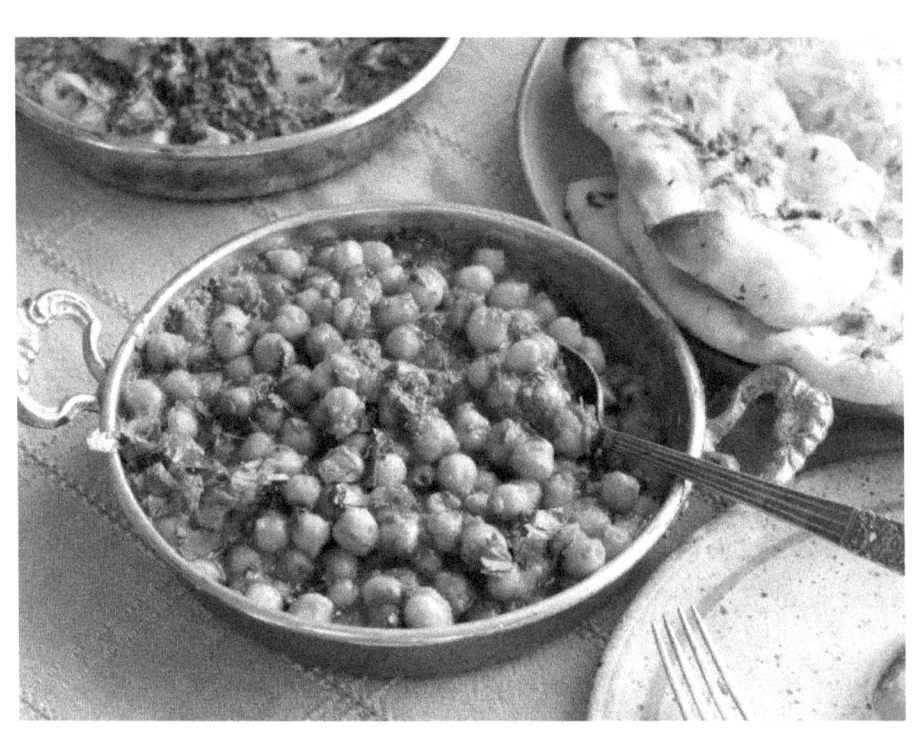

www.ingramcontent.com/pod-product-compliance
Lightning Source LLC
Chambersburg PA
CBHW070408120526
44590CB00014B/1303